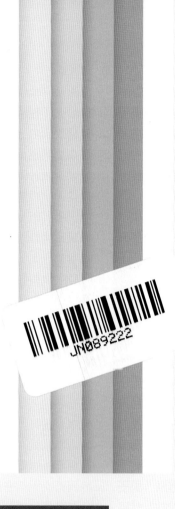

歯科衛生学シリーズ

歯科衛生学
総論

一般社団法人
全国歯科衛生士教育協議会　監修

医歯薬出版株式会社

● 執　筆（執筆順　＊執筆者代表）

藤原　愛子　　静岡県立大学名誉教授

中野恵美子　　目白大学短期大学部歯科衛生学科教授

松田　裕子　　鶴見大学名誉教授

小原　由紀　　東京都健康長寿医療センター研究員

遠藤　圭子＊　元東京医科歯科大学大学院准教授

山崎　　忍　　鶴見大学短期大学部歯科衛生科

船奥　律子　　四国歯科衛生士学院専門学校校長

白鳥たかみ　　元東京歯科大学短期大学講師

合場千佳子　　日本歯科大学東京短期大学歯科衛生学科教授

山田小枝子　　朝日大学歯科衛生士専門学校副校長

高阪　利美　　愛知学院大学特任教授

● 編　集（五十音順）

合場千佳子　　日本歯科大学東京短期大学歯科衛生学科教授

遠藤　圭子　　元東京医科歯科大学大学院准教授

高阪　利美　　愛知学院大学特任教授

白鳥たかみ　　元東京歯科大学短期大学講師

田村　清美　　名古屋医健スポーツ専門学校歯科衛生科学科長

畠中　能子　　関西女子短期大学歯科衛生学科教授

藤原　愛子　　静岡県立大学名誉教授

松井　恭平　　千葉県立保健医療大学名誉教授

松田　裕子　　鶴見大学名誉教授

山田小枝子　　朝日大学歯科衛生士専門学校副校長

This book is originally published in Japanese
Under the title of：

SHIKAEISEIGAKU-SHIRĪZU

SHIKAEISEIGAKUSŌRON

（The Science of Dental Hygiene：A Series of Textbooks
　　—Dental Hygiene Theory）

Edited by The Japan Association for Dental
Hygienist Education

© 2023 1st ed.

ISHIYAKU PUBLISHERS, INC.

　　7-10, Honkomagome 1 chome, Bunkyo-ku,
　　Tokyo 113-8612, Japan

『歯科衛生学シリーズ』の誕生

　全国歯科衛生士教育協議会が監修を行ってきた歯科衛生士養成のための教科書のタイトルを，従来の『最新歯科衛生士教本』から『歯科衛生学シリーズ』に変更させていただくことになりました．2022 年度は新たに改訂された教科書 2 点を，2023 年度からはすべての教科書のタイトルを『歯科衛生学シリーズ』とさせていただきます．

　全衛協が監修及び編集を行ってきた教科書としては，『歯科衛生士教本』，『新歯科衛生士教本』，『最新歯科衛生士教本』があり，その時代にあわせて改訂・発刊をしてきました．しかし，これまでの『歯科衛生士教本』には「歯科衛生士」という職種名がついていたため，医療他職種からは職業としての「業務マニュアル」を彷彿させると，たびたび指摘されてきました．さらに，一部の歯科医師からは歯科衛生士の教育に学問は必要ないという誤解を生む素地にもなっていたようです．『歯科衛生学シリーズ』というタイトルには，このような指摘・誤解に応えるとともに学問としての【歯科衛生学】を示す目的もあるのです．

　『歯科衛生学シリーズ』誕生の背景には，全国歯科衛生士教育協議会の 2021 年 5 月の総会で承認された「歯科衛生学の体系化」という歯科衛生士の教育および業務に関する大きな改革案の公開があります．この報告では，「口腔の健康を通して全身の健康の維持・増進をはかり，生活の質の向上に資するためのもの」を「歯科衛生」と定義し，この「歯科衛生」を理論と実践の両面から探求する学問が【歯科衛生学】であるとしました．【歯科衛生学】は基礎歯科衛生学・臨床歯科衛生学・社会歯科衛生学の 3 つの分野から構成されるとしています．また，令和 4 年には歯科衛生士国家試験出題基準も改定されたことから，各分野の新しい『歯科衛生学シリーズ』の教科書の編集を順次進めております．

　教育年限が 3 年以上に引き上げられて，短期大学や 4 年制大学も 2 桁の数に増加し，「日本歯科衛生教育学会」など【歯科衛生学】の教育に関連する学会も設立され，【歯科衛生学】の体系化も提案された今，自分自身の知識や経験が整理され，視野の広がりは臨床上の疑問を解くための指針ともなり，自分が実践してきた歯科保健・医療・福祉の正当性を検証することも可能となります．日常の身近な問題を見つけ，科学的思考によって自ら問題を解決する能力を養い，歯科衛生業務を展開していくことが令和の時代に求められています．

2023 年 1 月

　　　　　　　　　　　一般社団法人　全国歯科衛生士教育協議会理事長
　　　　　　　　　　　眞木吉信

最新歯科衛生士教本の監修にあたって

　歯科衛生士教育は，昭和24（1949）年に始まって以来，62年を迎えました．この間，平均寿命と人口構成，疾病構造などの変化，さらには歯科医学・医療技術の発展などを背景に，歯科医療・保健に対する社会的ニーズが高まり，歯科衛生士教育にも質的・量的な充実が要求され，度重なる法制上の整備や改正が行われてきました．平成17（2005）年4月には，今日の少子高齢化の進展，医療の高度化・多様化など教育を取り巻く環境の変化に伴い，さらなる歯科衛生士の資質向上をはかることを目的にして，歯科衛生士学校養成所指定規則の改正が行われ，平成22（2010）年にすべての養成機関で修業年限が3年制以上となりました．

　21世紀を担っていく歯科衛生士には，さまざまな課題が課せられております．今日では，健康志向の高まりや食育の重要性が叫ばれるなか，生活習慣病としての歯周病，全身疾患，摂食・嚥下障害を有した患者や介護を要する高齢者の増加に対し，これまで以上に予防や食べる機能を重視し，口腔と全身の関係を考慮しながら対応していくこと，あるいは他職種との連携が求められています．また，歯周治療の進展や，インプラントなどの技術が広く普及するに伴って患者のニーズが多様化しつつあり，それらの技術に関わるメインテナンスなどの新たな知識の習得も必須です．歯科衛生士には，このような，患者のさまざまなニーズに則したよりよい支援ができる視点と能力がますます必要になってきており，そのためには業務の基盤となる知識と技術の習得が基本となります．

　全国歯科衛生士教育協議会では，こうした社会的要請に対応すべくこれまで活動の一環として，昭和47（1972）年本協議会最初の編集となる「歯科衛生士教本」，昭和57（1982）年修業年限が2年制化された時期の「改訂歯科衛生士教本」，平成3（1991）年歯科衛生士試験の統一化に対応した「新歯科衛生士教本」を編集しました．そして今回，厚生労働省「歯科衛生士の資質向上に関する検討会」で提示された内容および上記指定規則改正を踏まえ，本協議会監修の全面改訂版「最新歯科衛生士教本」を発刊するに至りました．

　本シリーズは，歯科衛生士教育の実践に永年携わってこられ，また歯科医療における歯科衛生士の役割などに対し造詣の深い，全国の歯科大学，歯学部，医学部，歯科衛生士養成機関，その他関係機関の第一線で活躍されている先生方に執筆していただき，同時に内容・記述についての吟味を経て，歯科衛生士を目指す学生に理解しやすいような配慮がなされています．本協議会としては，今後の歯科衛生士教育の伸展に向けて本シリーズが教育の現場で十分に活用され，引いては国民の健康およびわが国の歯科医療・保健の向上に大いに寄与することを期待しております．

　最後に本シリーズの監修にあたり，多くのご助言とご支援・ご協力をいただいた先生方，ならびに全国の歯科衛生士養成機関の関係者に心より厚く御礼申し上げます．

2012年5月

全国歯科衛生士教育協議会会長
松井恭平

発刊の辞

　今日，歯科衛生士は，高齢社会に伴う医療問題の変化と歯科衛生士の働く領域の拡大などの流れのなか，大きな転換期に立たされています．基礎となる教育に求められる内容も変化してきており，社会のニーズに対応できる教育を行う必要性から2005（平成17）年4月に歯科衛生士学校養成所指定規則が改正され，歯科衛生士の修業年限は2年以上から3年以上に引き上げられ，2010年4月からは全校が3年以上となりました．

　また，「日本歯科衛生学会」が2006年11月に設立され，歯科衛生士にも学術研究や医療・保健の現場における活躍の成果を発表する場と機会が，飛躍的に拡大しました．さらに，今後ますます変化していく歯科衛生士を取り巻く環境に十分対応しうる歯科衛生士自身のスキルアップが求められています．

　「最新歯科衛生士教本」は上記を鑑み，前シリーズである「新歯科衛生士教本」の内容を見直し，現在の歯科衛生士に必要な最新の内容を盛り込むため，2003年に編集委員会が組織されて検討を進めてまいりましたが，発足以来，社会の変化を背景に，多くの読者からの要望が編集委員会に寄せられるようになりました．そこで，この編集委員会の発展継承をはかり，各分野で歯科衛生士教育に関わる委員を迎えて2008年から編集委員の構成を新たにし，改めて編集方針や既刊の教本も含めた内容の再点検を行うことで，発行体制を強化しました．

　本シリーズでは「考える歯科衛生士」を育てる一助となるよう，読みやすく理解しやすい教本とすることを心がけました．また，到達目標を明示し，用語解説や歯科衛生士にとって重要な内容を別項として記載するなど，新しい体裁を採用しています．

　なお，重要と思われる事項については，他分野の教本と重複して記載してありますが，科目間での整合性をはかるよう努めています．

　この「最新歯科衛生士教本」が教育で有効に活用され，歯科衛生士を目指す学生の知識修得，および日頃の臨床・臨地実習のお役に立つことを願ってやみません．

2012 年 5 月

最新歯科衛生士教本編集委員会

松井恭平*	合場千佳子	遠藤圭子	栗原英見	高阪利美
白鳥たかみ	末瀬一彦	田村清美	戸原　玄	畠中能子
福島正義	藤原愛子	前田健康	眞木吉信	升井一朗
松田裕子	水上美樹	森崎市治郎	山田小枝子	山根　瞳

(*編集委員長，五十音順)

執筆の序

　わが国に歯科衛生士が誕生して 64 年が経過し，その間，人口構造や疾病構造の急激な変化を背景に，社会制度や医療保険制度の仕組みが大きく変革されました．今日では，人びとのライフスタイルの変化とともに，保健・医療・福祉に対する要望も多様化し，歯科衛生士を取り巻く環境も必然的に変化しつつあります．全身の健康維持にとって口腔の健康保持がいかに大切であるかが広く認知され，ライフステージを通した歯や口腔の健康づくりの重要性が叫ばれるようになり，高齢者医療の現場や介護の場においても，歯科衛生士の活躍がますます求められるようになっています．

　こうした社会の要請に応えるためには，歯科医療の基礎知識，専門技術の習得はもちろんのこと，医療連携に必要な他職種の専門領域の知識も学習し，科学的な思考をもって，歯科衛生業務にあたらなければなりません．その基盤となるものが歯科衛生学です．

　これまでの歯科衛生教育では，歯科衛生士の業務内容と習得知識のオリエンテーションとして『歯科衛生士概論』がありましたが，「歯科衛生」を明確に定義したものではありませんでした．本書は，歯科衛生学を学ぶ学生に，その全体像を理解するためにまとめたものです．科学的な根拠をもって歯科衛生活動を展開するためのツール，歯科衛生過程についても概説しています．

　歯科衛生士を目指すみなさんが，保健・医療・福祉に関わることの意義をみつけ，専門職として必要なことは何か，何を学ぶのか，また，対象とする人のニーズの把握の仕方，さらに歯科衛生業務の考え方や行動の仕方を理解するとともに，倫理的な視点をもち，かつ科学的な裏づけをもって仕事をすることの意味を考えるための案内の書として，また，歯科衛生活動を展開するために必要とされる専門知識・技術ならびに態度を身につけていくスタートに役立てられることを願っています．

　また，まだまだ検討課題のある内容であると思いますので，ご意見を賜れば幸いです．

2012 年 5 月

執筆者代表　遠藤圭子

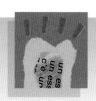

歯科衛生学総論

CONTENTS

執筆分担

1章		6章	
❶……………………藤原愛子		❶……………………船奥律子	
❷〜❸……………………中野恵美子		❷……………………白鳥たかみ	
❹……………………遠藤圭子		❸……………………船奥律子	
2章……………………松田裕子		❹〜❺……………………白鳥たかみ	
3章……………………小原由紀		7章	
4章……………………遠藤圭子		❶……………………合場千佳子	
5章		❷……………………山田小枝子	
❶〜❷……………………松田裕子		❸……………………高阪利美	
❸〜❹……………………山崎　忍		8章……………………高阪利美	

＊本書の写真はすべて許諾を得て掲載しています.

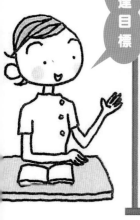

1章

歯科衛生学とは

❶歯科衛生学の定義を述べることができる.
❷歯科衛生と健康とのかかわりを説明できる.
❸歯科衛生活動の対象を列挙できる.
❹歯科衛生活動の領域を説明できる.

到達目標

❶─歯科衛生学

＊歯科衛生学
「口腔の健康を通して全身の健康の維持・増進をはかり，生活の質の向上に資するためのもの」を「歯科衛生」と定義し，この「歯科衛生」を理論と実践の両面から探求する学問が【歯科衛生学】であると，全国歯科衛生士教育協議会の 2021 年 5 月の総会で承認されました．そこでは【歯科衛生学】は基礎歯科衛生学・臨床歯科衛生学・社会歯科衛生学の 3 つの分野から構成されるとしています.

　歯科衛生学＊とは，歯科衛生士が，歯科疾患の予防処置，歯科診療の補助および歯科保健指導を中心とした歯科衛生業務を専門職として実施するための理論的・実践的根拠となる学問体系である．その背景には，歯科医学はもちろんのこと，その基礎となる臨床医学や基礎医学のみならず社会医学，心理学などの自然科学，社会科学がある.

　歯科医学は，口腔領域に関する構造，機能，疾病とその原因などの解明に関する基礎医学および同領域の疾病に対する診断，治療（予防）を実践する臨床医学から成り立っている．社会医学は，人びととの生活環境と健康・疾病との関係を系統的に明らかにし，健康維持や予防に役立たせる衛生学，社会歯科学系の学問分野である.

　さらに，歯科衛生活動では，疾病と生活行動との関連を検討し，その原因を明らかにするなかで，行動の変容をはかることを大きな目標の 1 つとすることから，行動科学，心理学などの応用も必要とされる．歯科衛生は，文字どおり口腔領域を主たる対象に専門的手法を用いて，衛生すなわち「生命，生活，人生」を"衛る"ことである．この技術は，上記のような科学的理論に基づく教育（講義，演習，実習）を総合して修得する高度な専門性を有するものであり，そうした技術をもつ者と認められた資格が，すなわち歯科衛生士の国家資格である.

　今日では，ライフステージを通して歯や口腔の健康づくりが必要と考えられるようになり，また，全身の健康と口腔の関係が認知され，高齢者医療の現場や介護にお

いても，口腔の健康保持の需要が急速に高まっている．専門性に裏づけされた口腔の健康保持を担う歯科衛生士による歯科衛生活動が社会的に期待されるようになったといってよい．

　歯科衛生活動は，患者ばかりではなくすべての人を対象としており，法律では歯科予防処置，歯科保健指導，歯科診療の補助の3つをあげている．その目的を要約すれば，歯科予防処置はリスク因子を除去し疾病の罹患を未然に防ぐものであり，歯科保健指導は健康な生活を送るための食事や生活習慣などに対する意識と行動の変容によって健康行動の確立をはかることである．さらに歯科診療の補助は疾病の回復・改善，再発予防に間接的・直接的に関わることということができる．

　歯科衛生は，医療現場あるいは公衆衛生，介護の現場で，積極的に人びとの生活に踏み込みつつ，生涯にわたって疾病に罹患しないようにする，あるいは再発予防をはかるなど，本質的には健康の保持・増進を専門としていることに特色がある．

　したがって，歯科衛生とは，「個人や集団あるいは地域社会を対象として，そのニーズを判断したうえで，それぞれに必要な指導・観察・処置を行うことにより，対象者が主体的に行動変容できるようにサポートしながら，歯科疾患を予防し，歯や口腔の健康の保持・増進をはかり，Quality of Life（QOL）の向上を目指すこと」ということができる．

　歯科衛生活動にあたっては，対象者の生活環境，文化的背景，あるいは発達に伴った社会・心理学的変化などを把握・分析すること，対象者の人間性を尊重することが前提になる．また，その実践には，科学的思考をもって論理的に解決していく歯科衛生過程を応用することも必要である．

QOL
「生活の質」と訳されることが多いですが，Life を「生命」「人生」と捉える考え方もあります[1]．

❷─歯科衛生と健康

　歯科衛生学の基盤となるものの1つに「健康」のとらえ方，考え方がある．

1. 健康の考え方

　わが国の法令のなかに健康に関する概念を述べたものはなく，世界保健機関（World Health Organization：以下，WHO）の健康の定義を準用する．WHO は，1946年に採択された WHO 憲章[1]序文のなかで，健康を次のように定義している．

> Health is a state of complete physical, mental and social well-being and not merely the absence of disease or infirmity.

　この定義は「健康とは単に病気がない，または病弱でないということではなく，身体的，精神的，社会的なすべての面において満足のいく状態である」と解釈できる．

　さらに序文は，健康権について述べており，「健康は人間の基本的権利であり，到達可能な限りの高度な健康水準を達成することは，人種，宗教，政治理念，経済的・

アルマ・アタ宣言
カザフスタン共和国の
当時の首都アルマ・ア
タに，世界 140 カ国以
上の代表が WHO とユ
ニセフの呼びかけで集
まり，国際会議が開催
され，採択された宣言
文です．

オタワ憲章
カナダのオタワにおい
て，第 1 回世界ヘルス
プロモーション会議が
開催され，WHO によっ
て作成された健康づく
りについての憲章で
す．

社会的状況に関わらず，すべての人間の基本的権利の 1 つである」としている．そして，「すべての人間が可能な最高の健康水準に到達すること」が，WHO 憲章の目的となっている[2]．

　WHO は，1977 年の世界保健総会において，「2000 年までにすべての人びとに健康を（Health for All by the Year 2000）」を基本目標に置き，1978 年に主に発展途上国向けの健康戦略として，プライマリヘルスケアに関する「アルマ・アタ宣言」を，1986 年には主に先進国向けの健康戦略として，ヘルスプロモーションに関する「オタワ憲章」を採択した．プライマリヘルスケアとは，限られた資源を有効に活用しながら，住民の主体的参加によって人びとの健康を獲得していこうとするものであり，ヘルスプロモーションとは，人びとが自らの健康をコントロールし，改善することができるようにするプロセスとされている[3,4]．

　わが国では，「21 世紀のわが国を，すべての国民が健やかで心豊かに生活できる活力ある社会とするため，壮年期死亡の減少，健康寿命の延伸および生活の質の向上を実現する」ことを目的に，2000 年より「21 世紀における国民健康づくり運動（健康日本 21）[5]」を推進しており，その法的基盤として 2002 年に健康増進法が制定された．

2. 歯科衛生と健康とのかかわり

　口腔は全身の一部であり，「かむ」「味わう」「飲み込む」「消化する」「話す」「呼吸をする」「表情をつくる」など，人が生きていくうえで重要な多くの役割を担っている．口腔および口腔周辺の構造・機能に障害が生じれば，人びとの生活のさまざまな面に悪影響があることは明らかである．

　前述の「健康日本 21」における「歯の健康」の項目では，歯および口腔の健康を保つことは，単に食物を咀嚼するという点からだけではなく，食事や会話を楽しむなど，豊かな人生を送るための基礎となるものであるとしており，各ライフステージに応じた目標とそれぞれの目標値が設定された．

　口腔の健康が QOL の維持・向上に深く関係し，歯科口腔保健の推進が重要であることから，歯科疾患の予防等による口腔の健康の保持の推進に関する基本理念を定めた「歯科口腔保健の推進に関する法律」が 2011（平 23）年に制定された．

③ー歯科衛生活動の対象

1. 歯科衛生活動の対象者

　歯科疾患の予防や治療のために歯科医療機関を受診する患者はもちろんのこと，歯科以外の疾患の治療で医療機関に入院中の患者，施設入所・入居中，在宅療養中の高齢者や障害者等も歯科衛生活動の対象となる．また，市町村保健センターで歯科

健康診査を受ける乳幼児や学校歯科健康診断を受ける学童，歯科疾患の治療や予防が必要な状態であるにも関わらず本人がニーズを理解していない，または理解することができない人など，地域で暮らすすべての人が歯科衛生活動の対象者である．

2. ライフステージに関わる歯科衛生活動

　歯科衛生活動は，人の生涯における各ライフステージの発達課題や健康課題に対して実践される．

　乳幼児期は，歯が萌出する前から哺乳などで口腔機能を発達させ，のちの食べる機能の準備を始めている．乳歯の萌出に伴いう蝕などの歯科疾患の予防・早期発見・早期治療に努めるとともに，哺乳・摂食・嚥下，味覚の発達および好ましい食習慣の獲得につなげるための支援や，家庭などでの口腔衛生行動の習慣づけのための支援が必要である．

　学齢期は，セルフケアおよび食事などの生活習慣が確立される大切な時期であるので，家庭や学校（集団検診や集団指導など）を通しての働きかけが必要となる．また，う蝕や歯肉炎の罹患により以降のライフステージに悪影響が及ばないよう，口腔疾患の予防・早期治療および生活習慣の改善を支援する．

　青年期は，口腔疾患の予防が個人のセルフケアに委ねられる部分が大きくなる．健康的な生活習慣の確立が重要であり，個人，または学校や職場を通じての働きかけが行われるが，高等学校卒業後は歯科に関する健康診断の機会が減少することが多い．歯科疾患の予防・早期発見・早期治療に努め，喫煙と全身の健康，歯周病との関係についての知識を身につけられるように支援する．

　成人期は，職場や家庭で歯科に関する健康診断の機会が確保されないことが多い．また，仕事や育児で口腔のセルフケアや食事などの生活習慣が乱れることも少なくない．口腔内の状況も個人差が大きくなり，合併する疾患などによって歯の喪失のリスクも高まるため，個人の状況に合わせた支援が求められる．

　老年期は，口腔だけではなく，全身的にも健康問題が大きくなる時期である．生活のなかで「おいしく食べる」ことを最大の楽しみとする人が多い一方で，歯の喪失による咀嚼機能の低下，疾患の後遺症による摂食嚥下機能の障害なども生じてくる．QOL の低下を防ぐためにも，口腔機能の維持・向上は必須で，歯科衛生活動は特に重要となる．

3. 特別な支援を必要とする人への歯科衛生活動

　障害や疾患によって，あるいはライフステージによって，特別な支援を必要とする人びとが存在する．

　先天性の障害（身体障害，知的障害など）がある乳幼児は，生命を守り，呼吸，哺乳，摂食・嚥下などの口腔機能の発達を促すため，周産期からの総合的な支援が

必要な場合がある．支援の対象は本人および家族や介護者であり，本人および家族を中心に，さまざまな専門職が連携をはかりながら，保健・医療・福祉・教育などの多面的な支援を行うことが求められる．また，それらの支援は，それ以降のライフステージにおいても必要となるが，保護するだけではなく，可能な限り社会のなかで自立することを支援する視点が重要である．

後天性の障害には，疾病や事故によるものなどがあり，病態や障害の期間もさまざまであるが，身体面だけでなく，精神面への配慮を忘れてはならない．それぞれのライフステージにあわせて，本人や家族のニーズを把握して支援していくことが必要である．

複数の疾患や障害を有する高齢者も，多面的な支援が必要になる．また，障害や疾病があることで，歯科治療や歯科衛生の機会を得ることが困難な状況に置かれていることも多い．そのような人びとが，歯科衛生の機会を得られるよう支援することも，歯科衛生に関わる専門職の重要な役割である．

なお，特別な支援が必要な人への歯科衛生は，障害や疾病で支援の内容が特定されるものではない．歯科衛生活動にあたっては，対象者本人，家族，学校，職場，周囲の環境など，さまざまな状況，制約を勘案する必要があり，それらによって支援の内容や必要性は異なるものである．歯科衛生の重要性だけを強調するのではなく，対象者および家族の生活全体を見据えて，それぞれが求める健康を支援することが最も重要である．

❹—歯科衛生活動の領域

1．歯科衛生業務の実践

少子高齢社会の急速な進展に伴う疾病構造の変化やグローバル化による生活背景

「患者」「対象者」「クライアント」

歯科医療機関を訪れ受診する人の多くは「患者」すなわち「病気をもった人」ですが，歯科疾患の予防と健康の維持・増進を目的とする歯科衛生は，必ずしも病気をもった人ばかりを対象とするわけではありません．このことから，本書では原則として「対象者」の語を用いましたが，それぞれの場面で適宜使い分けています．

一般に，弁護士に法律的な相談をする人や建築設計を建築士に依頼する人を「クライアント」とよぶことが多いと思われます．これは専門職が提供するサービスを受ける人をさすことになります．その点，医療や福祉も同様で，カウンセリングによる心理療法や社会福祉の領域では，対象とする人を「クライアント（来談者）」とよぶことが多く，近年，歯科医療の現場でも「クライアント」が使われるケースも出てきました．さらに，「対象者」という表現もふさわしくないという指摘もあり，保健医療福祉サービスの「利用者」とよぶこともあります．

の多様化の時代を迎え,歯科衛生業務を展開する領域は多岐にわたるようになった.その理由は,歯・口腔の疾患予防はもちろんのこと,食育支援や食べる機能の改善,要介護者の口腔内の清潔維持など,口腔の健康が人びとの生活そのものに寄与すること,また,歯・口腔の疾患がさまざまな全身疾患と密接に結びついていることが明らかになってきたためである.つまり,歯科医療にとどまらない,人びとの健康そのものにかかわる行動こそが重要であると認識されるようになってきたためである.

歯科衛生士法に基づく歯科衛生業務は,①歯牙及び口腔の疾患の予防処置,②歯科診療の補助,③歯科保健指導を大きな柱として展開している.

歯牙及び口腔の疾患の予防処置は,第一次予防であり,疾病の発生前にリスクを抑えることである.具体的には,専門家による歯面清掃・歯面研磨やスケーリング,PTC,PMTC,フッ化物歯面塗布,小窩裂溝塡塞などである.

有資格者が行う歯科診療の補助は,歯科疾患に対する治療行為にあたることから,第二次予防あるいは第三次予防である.なお,患者に触れず,歯科医療器材を準備して歯科医師に手渡すなどの行為は歯科診療の介助とよばれている.歯科衛生士の業として規定される歯科診療の補助とこれら法的な規定を背景にもたない歯科診療の介助とを合わせて,歯科診療補助と総称されることがある.

歯科保健指導は,第一次・第二次・第三次予防それぞれの段階における保健行動に対する助言や指導(食生活指導,生活指導,口腔清掃指導など)が該当する.したがって,歯科保健指導を行う場面ではあらゆる健康(疾患)の段階を対象としている.

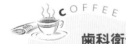
COFFEE BREAK

歯科衛生の専門家「歯科衛生士の6つの役割」
～米国歯科衛生士会による歯科衛生士の職業的役割～

この図は,歯科衛生士の相互に関連する6つの役割(臨床家,健康教育者,研究者,管理者・マネジャーおよび提唱者,およびこれらの役割と不可分である公衆衛生)の位置関係を表しています.

(Esther M. Wilkins 著/松井恭平ほか監訳:ウィルキンス歯科衛生士の臨床 原著第11版,医歯薬出版,東京,2015.より)

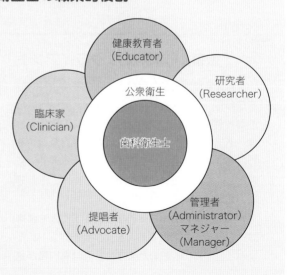

NST
Nutrition Support
Team. 職種の壁を越え
て，患者の栄養サポー
トを実施する多職種の
集団のことです.

2. チーム医療における歯科衛生活動

　人びとの医療に対するニーズや要望が多様化し，一人の患者に対して限られた医療の専門職の対応だけでは十分とはいえないことから，多職種によるチーム医療が重要視されるようになった．たとえば，病院における栄養サポートチーム（NST）や摂食嚥下障害患者への取り組みなどもその例で，一人の患者に対し，医師，歯科医師，看護師，歯科衛生士，言語聴覚士，臨床検査技師，薬剤師，理学療法士，作業療法士，栄養士などの多くの専門職が協働して，患者の状態に応じてそれぞれの専門知識・技術を活用し，最善の内容・方法で支援を行うなどの例である（p.98 参照）．そのなかでも，歯科専門職による口腔内の清潔維持や機能訓練を中心として，必要な歯科治療を行うような支援が重要視されている.

　また，歯周病と全身疾患の関連が明らかにされるなか，有病者への歯科治療においても歯科領域のみの対応では問題は解決せず，医科歯科連携が必須となってきた．さらに地域においては，何らかの理由で歯科医院に来院できなくなった患者の歯科治療をどのようにするのかということも大きな課題であり，病院，施設，居宅への訪問歯科診療，介護の現場において，歯科衛生士が地域住民の健康にどのように向き合うかが問われている.

　高齢者の尊厳保持と自立生活支援の目的で，包括的な支援サービス提供体制の構築を目指す地域包括ケアシステムにおいても，専門的知識・技能とともにチーム力が求められるところである.

参 考 文 献

1) United Nations World Health Organization Interim Commission：Official Records of the World Health Organization No.2. 1948, 100.
2) 野口京子：健康心理学. 金子書房，東京，1998，1〜4.
3) 島内憲夫編著：ヘルスプロモーション講座一心の居場所：セッティングズ・アプローチ—. 順天堂大学ヘルスプロモーション・リサーチ・センター，千葉，2005，6〜13.
4) 全国歯科衛生士教育協議会監修：最新歯科衛生士教本　歯・口腔の健康と予防に関わる人間と社会の仕組み1　保健生態学 第2版. 医歯薬出版，東京，2014，3〜5，227〜231，239〜247.
5) （財）健康・体力づくり事業財団：健康日本21　21世紀における国民健康づくり運動. （http://www.kenkounippon21.gr.jp/index.html）
6) 祖父江逸郎：長寿を科学する. 岩波書店，東京，2009，50〜66.
7) E.M. ウィルキンス著/松井恭平ほか監訳：ウィルキンス　歯科衛生士の臨床　原著第11版. 医歯薬出版，東京，2015.
8) 畑　栄一，土井由利子：行動科学　健康づくりのための理論と応用　改訂第2版. 南江堂，東京，2009.
9) 高江洲義矩編：保健行動におけるコミュニケーション・行動科学. 医歯薬出版，東京，2002.
10) 日本健康教育学会編：健康教育　ヘルスプロモーションの展開. 保健同人社，東京，2003.
11) 社団法人日本看護協会：看護業務基準. 2006年度改訂版，2007.
12) 全国歯科衛生士教育協議会編：新歯科衛生士教本　歯科衛生士概論. 医歯薬出版，東京，2005.

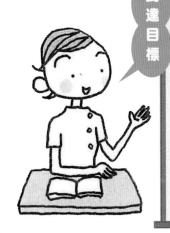

2章 歯科衛生の歴史

到達目標

❶日本の歯科衛生の誕生について概要を説明できる.
❷歯科衛生士の誕生について概要を説明できる.
❸Dental hygienist の語源について説明できる.

歯科衛生を知るためには、その本質を理解する必要がある。その最もよい糧となるのが歴史で、先人たちの築きあげてきた努力の軌跡を知ることは重要である。歯科衛生が発展してきた背景には、その時代とともに生きた人びとがあったことも認識しておく必要がある。歴史を知ることは、歯科衛生学で何を学び、何をすべきなのかを探求し、未来をどう切り拓いていくのかを考える手掛りとなる。

1 ─ 歯科衛生の誕生と経緯

健康を保ちたいという人類の願いは古くからあり、歴史上の多くの文献でさまざまな健康法を試みてきたことがわかる。医学の歴史をたどると、エジプトのエベレス・パピルスやバビロニアの楔形文字をはじめとする古代文明の文献のなかで、歯の治療に関するものは比較的多く記されている[1,2,3]。つまり、歯の治療や歯磨きなどの歯科疾患の予防の原点もすでにこの時代にあったといってもよいだろう。

今日では、病気を治すことよりも病気にかからないようにすることが大事であるという考え方から、予防や健康の維持増進が重要視されるようになった。健康を保ちながら日常生活を送りたいという自然な思いは、昔も今も変わらない。

現在の公衆衛生
WHO は、公衆衛生を「組織された地域社会の努力を通して、疾病を予防し、生命を延長し、身体的、精神的機能の増進をはかる科学であり技術である」と定義しています。また、典型的な区分として、疫学、生物統計学、医療制度および環境・社会・行動衛生、職業衛生、食品衛生などもあります。

1. 歯科衛生と歯科予防処置

わが国の「歯科衛生」という用語は、公衆衛生と関連が深い。昭和時代の学校歯科や保健所歯科では、歯科疾患の抑制や予防のような施術的なものを予防処置とよ

ぶ慣行があった．これは，学校歯科医の行うべき予防処置の範囲について疑義が起こったときに，その回答として国が示したものが，そのまま慣行的に使用されたことによるといわれている．

学校歯科は，1931年に学校歯科医令が公布され，その翌年"学校歯科医職務規程"が示されたことに始まる．その第2条に「学校歯科医はその担当校に対する学生生徒児童の齲歯，其の他の歯牙疾患の予防上必要なる診査および処置を行うべし」とあった．しかし，"必要なる処置"とはどのようなものかについて，ここには明示されていなかった．これについて，1935（昭和10）年に，高知県知事から文部省に対して"学校歯科医職務に関する件"のような照会が出された．これに文部省は，内務省，日本歯科医師会と協議して次のように回答している．

一　学校歯科医職務規程第二条ノ予防上必要ナル処置ノ範囲ハ概ネ歯牙ノ清掃，鍍銀法，乳歯の抜歯，初期齲蝕ノ処置及充填（材料ハセメント及アマルガム）等真ニ予防上必要ナル程度ノモノタルコト．

二　学校内ニ於テ歯科衛生ニ関スル施設ヲ為ス場合診療所届出ノ手続ヲ要スルヤ否ヤニシテハ実施状況ニ依リ地方官庁ニ於テ適宜ノ措置ヲ講セラレタキコト．

つまり，国が予防上必要な範囲の処置としての予防処置の範囲は，①歯牙の清掃，②鍍銀法，③乳歯の抜歯，④初期う蝕の処置と充填（材料：セメント及びアマルガム）の4つの処置であることを明示し，のちに「学校歯科衛生指針」として通達された．歯科衛生の内容としての予防処置について話題になったのは，このときが初めてといわれている．

その後，1947年に保健所法が改正され，1948年に保健所歯科が開始されたが，そのなかで口腔疾患の早期発見，早期治療について，予防処置の範囲を決めるときも，そのまま流用されたとある．これは1948年に厚生省より「保健所の歯科衛生業務内容」として通達されている．現在，保健所の歯科衛生業務内容は，1990（平成2）年に「保健所における歯科保健業務指針」に変更され，1997（平成9）年に保健所法が地域保健法に改正されたことに伴い「都道府県及び市町村における歯科保健事業指針」と変遷している．

保健所の歯科衛生業務内容の予防処置は，いずれも歯科疾患の抑制，あるいは予防する具体的な施術的手段としての意味をもっている．これと同じような意味を表す言葉にOral prophylaxis［口腔予防法］[4]がある．米国で使用されたOral prophylaxisは，人によって用いる内容は多少異なっていたようであるが，基本的には施術的な業務を意味する言葉で，日本の歯科予防処置に類似するものであった．

学校歯科で予防処置が話題になった当時の日本には，まだ歯科予防処置や歯科衛生業務を考えるような視点はなかった．また，学校歯科はヨーロッパや米国とは実態が異なることから，日本の実状に合うようにOral prophylaxisをベースに，ハイ

Prophylactic odon-totomy
予防的歯質切削法．う蝕になりやすい小窩裂溝の形態をなりにくくするために歯質を削去することです．

アットなどの Prophylactic odontotomy の考え方などを参考にして，予防上必要な範囲の処置について検討したとある[1]．したがって，日本の歯科衛生業務は史実からみて Oral prophylaxis がベースにあるが，独自の歯科衛生業務を築いたことになる．

2. 歯科衛生士の誕生

20世紀に入り，海外の歯科衛生士についての詳しい情報がわが国に紹介されるようになった．

1919年に岡田　満（歯科医師）（**図2-1**）は，コロンビア大学やフォーサイス児童診療院（ボストン）について見聞した様子を紹介している．また，川上為次郎（**図2-2**）も1921年に，コロンビア大学の歯科衛生士養成所の規定を雑誌に紹介している．しかし，すぐには米国のような歯科衛生士の導入にはならなかった[1,4]．

臨床では，1918年頃から米国やヨーロッパを視察した神谷市太郎（ライオン歯磨小林商店の重役）が，日本の情勢を鑑み歯科保健志向に沿ったライオン児童歯科院（**図2-3**）を開設し，1922年から「口腔衛生手」を養成し，ライオン児童歯科院の助手として採用した．この養成は1938年の閉院まで行われ，この間29名が訓練を受けている．また，歯科医師会などでも歯科医療の補助者や口腔衛生の普及のために，歯科衛生手の養成について検討している．1921年に新潟県歯科医師会では，歯科衛生手の養成を開始した．現場では，歯科医師の養成制度（学校教育に制度化）が変わったことで，補助をしていた歯科書生（歯科医師の見習い）がいなくなり人手不足が生じていたので，その充足がねらいであったが，応募者が少なくその解消にはならなかった．現場では歯科診療の補助的役割を行う要員の養成に関心が寄せられていたが発展しなかった[5~10]．

その後，第二次世界大戦が終わり連合軍の占領下にあったときに，これまでの社会制度が一転し，歯科医療をとりまく環境も大きく変わった．その一環として1946年，歯科医学教育の改革のため歯科教育審議会が発足し，報告書がとりまとめられた．そのなかに，Dental hygienist に準ずるような職種の必要性が述べられている．

また，同時期に，連合軍総司令部の指導で公衆衛生の大改革の一環として，1947

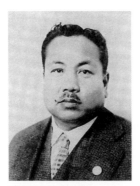

図2-1　岡田　満

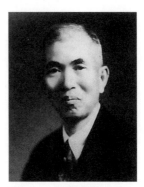

図2-2　川上為次郎

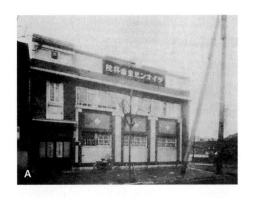

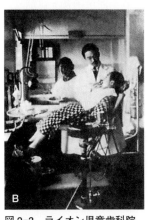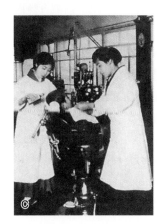

図2-3　ライオン児童歯科院
A：ライオン児童歯科院，B：ライオン児童歯科院の診療風景（中央歯科医師は岡本清纓，1922年），C：口腔衛生手の補助の様子（左は山本安英，1922年）
（全国歯科衛生士教育協議会編：新歯科衛生士教本　歯科衛生士概論　第2版.医歯薬出版，東京，2011.）

年9月に保健所法の改正が行われ，保健所の歯科衛生業務内容が明示された．しかし，780もある全国の保健所に，歯科医師を配置することが困難であることから，新しい職種をつくることが必要となり，1948年3月に当座の要員として全国から24人の保健婦（保健師）を集め，2週間の講習を行って保健所に配置した．そして，7月に歯科衛生士法を制定し，歯科衛生業務の専門職を誕生させることになった．これが，わが国における歯科衛生業務を行う歯科医師以外の専門職，歯科衛生士の誕生である．

3. 歯科衛生業務の発展

　歯科衛生士の当初の業務は，「歯牙および口腔の疾患の予防処置」（歯科予防処置）のみで，保健所などの公衆衛生現場に配置される要員として誕生したが，臨床現場では，歯科診療の現場に人手不足が生じていた．また，歯科衛生士の養成教育が始まり，歯科衛生士が世に多く輩出されるようになってきたことから，歯科診療所に

も歯科衛生士が勤務するようになり，1955（昭和30）年，歯科診療の補助を法制化し，臨床業務として歯科診療の補助を行えるようにした．しかし，診療の補助は，看護師の業務独占であったことから，診療の補助のうち歯科診療の補助に限って，歯科衛生士が行えるようにした（歯科衛生士法第2条2）．

1983（昭和58）年に歯科衛生士学校養成所指定規則の改正により，教育の修業年限が2年以上に延長され，これまで公衆衛生や臨床の場で実践されてきた歯科保健指導が教育内容に明示された．5年後（猶予期間）の1988年にすべての養成機関の修業年限が2年以上になり，1989（平成元）年に歯科衛生士法の一部改正が行われ，歯科保健指導が歯科衛生士の業務の名称独占として法制化された．そして，1992（平成4）年には，新教育課程に基づく第1回全国統一試験（国家試験）が実施された．歯科保健指導は，歯科衛生士と名乗って行うことができる名称独占である．

歯科衛生はこのようにその時代に生活する人びとや社会情勢によって変遷してきたが，21世紀を迎える頃になると医療の高度化や高齢社会の到来によって，急速に歯科衛生業務の需要が増えた．歯科保健・予防管理を軸とする保健医療サービスの重要性が人びとに浸透し，多くの国民に認知され支持されるようになってきた．その社会的変遷は，養成教育にも及び，医療の進歩に伴う高度医療への対応，新しい分野の教育が必要となってきた．

COFFEE BREAK

歯科衛生士の教本

歯科衛生士養成所（当時8校）を対象にした専門書としては，1957（昭和32）年に刊行された『歯科実技叢書　口腔衛生実技』が最初で，全国歯科衛生士教育協議会（全国の歯科衛生士学校養成所で構成する組織）監修の教本として刊行されました．

その後，歯科衛生教育の専門書（教本）は，1975（昭和50）年4月，『歯科実技叢書』から『歯科衛生士教本』と名称を変え，『歯科衛生士教本　歯科診療補助Ⅰ，Ⅱ』，『歯科衛生士教本　歯科予防処置』の3冊が刊行されました．

歯科予防処置の内容の充実が強く要望され，養成機関の数も増えたことから，直接的な知識にも触れ "口腔衛生実技" を土台に，現場で実際に行われている実技の訓練を体系化し，"歯科予防処置" の確立を目的に，1975（昭和50）年4月に榊原悠紀田郎，成田むつ，金子ケイ子，高山陽子の4名の著により『歯科衛生士教本　歯科予防処置』が刊行されました．

その後，1989（平成元）年の歯科衛生士法指定規則の改正により，教育修業年限が2年以上になることに伴い，『新歯科衛生士教本』として生まれ変わり，歯科保健指導の教本が増えました．この頃になると多くの専門書，教本，参考書，副読本が出版され，1980（昭和55）年には，歯科衛生士向けの専門雑誌も発行されました．

4. 歯科衛生士の養成教育

　歯科衛生士の養成教育は，1949（昭和 24）年に始まるが，養成が急務であったことから，手探りのような形で始まり，教本に類するものはなかった．

　教育には，その要となる「歯科衛生士学校養成所指定規則（以下，指定規則）」と，それに基づく教育内容を示した「歯科衛生士学校養成所教授要綱」（以下，教授要綱）」があり，教授要綱は教育の標準化をはかるものとして重要な存在であった．近年，歯科衛生士養成教育の水準が上がり各校の特色を生かした教育ができる環境になってきたことから，2009（平成 21）年で教授要綱は廃止となった．

　指定規則をみると，法律制定後の 1950（昭和 25）年 2 月の指定規則（教育時間数：962 時間）に "歯科衛生" も "歯科予防処置" の文字はない．口腔衛生のなかに歯科衛生に関する基礎的内容が含まれ，実習のなかの模型実習としてスケーリング実技が振り分けられている．したがって，歯科予防処置は，口腔衛生の実習の一

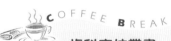 COFFEE BREAK

歯科実技叢書　口腔衛生実技

　この本は，全国歯科衛生士教育協議会の関係者であった榊原悠紀田郎，原　学郎，弓削朝子の 3 名によって著され，"歯科衛生士の手技の体系化を目指して刊行した" ものであると記されています．そして，"口腔衛生実技" を「個人の歯科疾患を抑制あるいは予防し，歯や口腔の組織を保護し，それらの健康を増進させるために行われる専門的な技術的な手技を，口腔衛生実技と呼ぶ」と定義しています．

　口腔衛生実技のなかには，法令や社会慣習の下では，歯科医師でなければならないものと歯科衛生士に許されているものとがありますが，この本では「患者が自分で日常実施する "うがい" や "刷掃" などは含まれない，専門的な手技にたよるものだけをいうのである」と記しています．そして，口腔衛生実技のうち，歯科衛生士が習練を積んでおかなければならない基本的な実技として，①予防的歯石除去，②歯面研磨法，③歯肉マッサージ法，④鍍銀法，⑤フッ化物歯面塗布法，⑥刷掃指導法，⑦歯科保健指導法の 7 つが記されています．

（榊原悠紀田郎，原学郎，弓削朝子：歯科実技叢書　口腔衛生実技．医歯薬出版，東京，1975．より）

 COFFEE BREAK

歯科衛生解説

　歯科衛生士教育が始まった 1949（昭和 24）年 10 月に，西塚忠義により初版『歯科衛生解説』（山口書店）が出版されています．この本には，歯科衛生士法が記されており，序文に「歯科衛生士，保健婦，看護婦，或いは養護教諭等の諸君が口腔衛生に従事する際の参考書ともなり，時には歯科医師が常識の賦活の友となり，あるいはまた歯科医学の概要を習得して歯科医療関係者としての参考書ともなるように思って，基礎学を平易に述べ，また，歯科臨床及び口腔衛生の大要を記載し，歯科治療を助手する人々への便のために歯科介補編を加えて，本書を執筆した」と述べています．詳細な絵図を含めて，基礎から臨床に至る教科書的な内容が一冊に網羅されています．

部として考えられていたことがわかる.

1956（昭和31）年に，教育時間数の改正による指定規則（教育時間数：1,100時間）の改正が行われたが，1955（昭和30）年に歯科診療の補助が法制化され，学科目として歯科臨床概論が「歯科臨床概論および歯科診療補助」となった．また，歯科予防処置を含む口腔衛生と衛生が分かれていたものが，「衛生および口腔衛生」の1つにまとめられたが，歯科予防処置が区分されることはなかった.

その後，1968（昭和43）年頃になると歯科衛生士養成機関（48校）が増え，2年制の教育課程（短期大学3校，専門学校9校）での養成も多くなり，教育内容の充実が強く要望され，養成教育の改革が必要とされた．そこで，指定規則を変更せずに教授要綱の改正を検討し，1969（昭和44）年に厚生省医務局長から新しい教授要綱が通達された．そこには，実習の基礎実習のなかではあるが，初めて「予防処置および保健指導」「歯科診療補助」の名称が記載された．しかし，理論は依然として「衛生および口腔衛生」，「歯科臨床概論および歯科診療補助」のなかに位置づけられていた.

その後，教育現場では修業年限延長が強く求められるようになり，2001年に専門学校での3年制教育が始まり，2004年には4年制大学での養成教育が開始された．そして，修業年限延長は看護教育に遅れること5年，2005（平成17）年に「指定規則」の一部改正が施行され，5年の猶予をもって2010（平成22）年4月にすべての養成機関での修業年限が3年以上となった（p.98　付-2　参照）．歯科衛生士養成教育は，大学や専攻科，大学院の設置など年々教育の高度化が進んでいる.

看護教育
看護分野でも急速に教育の高度化が進んでいます．2010年現在，大学は193校，大学院は133のコースがあります．名称も看護婦から看護師に変わりました.

❷ー歯科衛生の背景

1. 生活習慣としての口腔清掃

わが国の歯磨き習慣については，石器時代の人骨の歯に歯石の沈着が多くみられることから，石器時代は歯を磨く習慣はなかったようである．しかし，古墳時代の人骨の臼歯部側面には摩耗がみられ，楊枝のようなものと歯磨剤の使用によるものではないかと推定されており，古墳時代には用具を用いて歯を磨く風習があったと考えられている[1,8,11]．また，古来神事の儀式の1つ「禊（みそぎ）」として，口を漱（すす）ぐ習わしが風習としてあり，口腔清掃は古くから行われていたと考えられている[1,2,8,12]．古代においては，病気の予防というよりも宗教的行事としての口腔清掃があったようである.

わが国における口腔清掃は，6世紀の仏教伝来とともにインドから中国（宋）を経て日本に伝えられた楊枝“歯木（ダンタカーシュタ）”で，歯や舌を清掃することから始まったといわれている.

仏教には浄歯が一儀式としてあり，経典として曹洞宗，永平寺の開祖道元の『正法眼蔵』に洗面の巻がある．ここには楊枝の大きさや形から使用に至るまで，僧が

行うべき教義として詳しく述べられている．また，平安朝の密教の灌頂式にも楊枝（カワヤナギ）の儀式があり，このような楊枝の使用が僧や仏教徒の間で習慣化されるようになり，やがて一般庶民に広まり人びとの生活のなかに浸透したものと考えられる[2,3]．

現在でもニームなどの薬木（歯木）の房楊枝は，インドやアフリカなどでは清掃用具として使われている．

2. 清掃用具としての歯ブラシ

わが国の歯ブラシの原形は，明治5年頃に大阪で，柄が鯨髭，刷毛が馬毛でできたものが製造され，"鯨楊枝"の名称で販売されたのものである．

また，"歯刷子"という呼称は，明治の末頃"萬歳歯刷子"（図2-4）という名称で販売されたものが最初である．歯刷子の誕生とともに楊枝は姿を消すことになったが，歯刷子の呼称が「楊枝」，「歯楊枝」として，昭和初期まで一般に使われていた[1~3]．

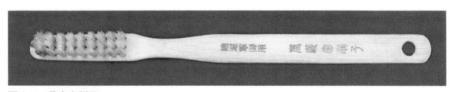

図2-4 萬歳歯刷子

☕ COFFEE BREAK

チンパンジーやサルの歯磨き行動

チンパンジーが誰も教えないのに木の枝の皮や小枝などで，歯の間に挟まった食片を，楊枝を使うようにして取ることが観察されています．

また，正高ら[13]によれば，2009年タイの首都バンコクから北東約150km，ロブリーの寺院の遺跡にすむカニクイザルが，落ちている人の髪を使って，デンタルフロスを使うように歯間部の清掃をしていることが確認されています．また，母ザルは子ザルがそばにいるときは，大げさな動作をして教育することも観察されています．

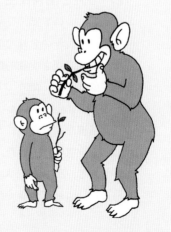

（Masataka N, Koda H, Urasopon N, Watanabe K.：Free-Ranging Macaque Mothers Exaggerate Tool-Using Behavior when Observed by Offspring. PLoSONE4（3）：e4768.2009. より）

3. 歯科衛生の発展

　19世紀後半の細菌学の急速な発展とともに，臨床的な研究や病理学など基礎的な研究が進められ，歯周病においては，歯周ポケット内の細菌が重要視されるようになり，予防には口腔清掃の重要性が唱えられた．一方，う蝕においても1889年に米国の細菌学者Miller（ミラー）が，初めてう蝕の化学細菌説を唱え，その後の研究で口腔清掃だけではう蝕の予防ができないことを証明した．また，現代歯科医学の科学的基盤を確立したBlack（ブラック）は，「治療をすることよりも，おそらく予防医学の時代がくるであろう」と述べている．このように19世紀には，米国やヨーロッパで現代歯科医学が確立されつつあった[5〜9]．

1）歯周病と歯科衛生[1,6,8,13]
　歯周病については，古代ギリシャの医学の父Hippocrates（ヒポクラテス）が，「歯周病の原因が粘液と出血を伴う歯石の蓄積によるものである」と述べたといわれている．
　ローマ帝国時代には，歯ブラシや歯磨剤の使用が普及し，7世紀には歯石をやすりなどで除去すること，1日の終わりには歯を丁寧に清掃すべきであるとされ，10世紀には，歯石と歯周病との関係が認識されるようになり，スケーラーが考案されるまでに至った．
　18世紀になり，近代歯学の父Pierre Fauchard（ピエール・フォーシャール）は，歯周病の臨床的所見を述べ，歯石除去，歯磨きと洗口の必要性および動揺歯の固定について述べている．19世紀に入ると細菌との関係が明らかにされるようになり，治療法が開発された．20世紀なると，歯周ポケット内の細菌が注目されるようになり，歯周病の予防としての口腔清掃の必要性が重視されるようになった．

2）う蝕と歯科衛生
　う蝕については，長期にわたり対症療法だけにとどまっていた．しかし，19世紀後半の細菌学の急速な発展が，う蝕の病因の研究にも及び，Millerが，試験管の中でう蝕様病変を実験的につくることに成功し，う蝕の病因論である「炭水化物なくして酸はなく，酸なくしてう蝕はない」という化学細菌説を1889年に発表した．その後，Blackらによって，う蝕はプラークを伴って発生するという臨床的認識から「清潔な歯はう蝕にならない」ことを証明し，口腔清掃にう蝕予防の役割があることが位置づけられた．
　しかし，20世紀に入ってう蝕予防の一大転機は，その後に発見されたフッ素の予防作用によって大きく変化することになる．

4. 米国におけるDental hygienistの誕生[2,5,14,15]

　米国では1899年にSmith（スミス）のOral prophylaxisの講義を聴いたコネチカット州ブ

リッジポートの Fones が，1906 年に自分の診療室で Oral prophylaxis を行うために，父親の診療室で仕事をしていた Newman 夫人を訓練して，診療室で患者に Oral prophylaxis をさせた．これが歯科医師以外の者が患者に Oral prophylaxis の処置をした最初である．また，1907 年に Fones は，州の歯科医師会の法制委員長の立場にあったので，コネチカット州の法令の改正を提案し，特別に訓練された者に限って，Oral prophylaxis をすることを容認する法令「免許を受けた歯科医師は，Dental hygienist たる資格のある助手に歯の清掃処置を実施させることは妨げない」旨の条項が加えられた．これが専門職としての Dental hygienist の誕生で，Newman 夫人が患者に行っていた行為が正式に認められるようになったのである．

　同法令の条文では Oral prophylaxis の業務について，「Dental hygienist は歯牙の露出面および歯齦遊離歯肉縁下に付着せる石灰沈着物およびその他の汚物を除去することを得，但し，歯牙および口腔組織の疾患に対し治療を加うることを得ず」[14]とあり，Dental hygienist は，免許を受けた歯科医師の診療所または歯科医師の監督の下で，診療所において処置（Oral prophylaxis）をすることができることになった．今日の日本の歯科衛生士法第 2 条の条文とほぼ同じである．

　また，Fones は診療室だけではなく，学校歯科に Oral prophylaxis を専門的に実施できる者を養成するための組織的運動を起こして，1913 年，自宅の車庫に歯科衛生士養成所を開設した．ここでの教育は，毎週月・水・金曜日の夜に半年間，1 日 2 時間程度の授業を行うものであった（**図 2-5**）．最初の入学者は 33 名で，講師陣 16 名のほとんどが大学人だったので，夜間の授業になったようである．この入学者のなかには，Fones 夫人と Newman 夫人も含まれており，正式に授業を受けて 1914 年 6 月に diploma（卒業証書）を受け，Newman 夫人を含む 27 名が州の免許を取得した．これが，学校教育を受けた Oral prophylaxis を専門職とする Dental hygienist の始まりである．その後，これに倣ってアメリカでは各州で養成を開始した．フォーンズの養成所は，1913〜1914 年，1915〜1916 年，1916〜1917 年の 3 回継続されたが，適切な教育機関ができたので廃止された．

　Smith が，歯科医療の新しい分野として Oral prophylaxis を提唱し，この影響を受けた Fones が Dental hygienist を誕生させ，臨床と公衆衛生（学校歯科）の場において，役割があることを世に示した．そして，Fones がこの偉業を成し遂げた背景には，常に歯科衛生の実践者としての Newman 夫人の存在がある．Newman 夫人は，

COFFEE BREAK

Fones の Newman 夫人への教育

　Fones の Newman 夫人への教育は徹底していたようで，歯石除去，歯面研磨の方法をモデリングコンパウンドに抜去歯を配列し，抜去歯の歯面を鉛筆で塗りつぶし，ポートポリッシャー（オレンジウッドのスティック）と歯磨剤（パーミス）でそれを除去するという方法で訓練しました．これが Oral prophylaxis すなわち現在の歯科衛生業務の実践理論，予防技術に通じるものです．

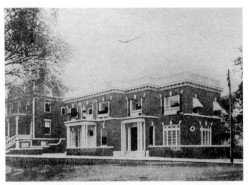

図 2-5　Fones の養成所
初めての歯科衛生士養成所が設けられた Fones の家

実践を通して歯科衛生士の専門領域を確立し，Fones とともに現在の歯科衛生学の基礎を築いた．Newman 夫人は，永く後進の指導にあたり 1959 年に 83 歳で逝去している．このニュースは，奇しくも，日本歯科衛生士会々誌第 1 号の広報欄で伝えられた．

❸―歯科衛生業務の現状

　現在では歯科衛生士の 90％以上が歯科診療所（歯科医院）や病院で活躍している．したがって，ほとんどの歯科衛生士が臨床での歯科衛生業務に携わっている．

　臨床の歯科衛生業務で実践する医行為「歯科診療の補助」業務の範囲については，明確に歯科衛生士法で定めていない．しかし，医行為には，医師・歯科医師ではなくては行うことのできない医行為と，それ以外の医行為があり，歯科診療の補助は，この後者の医行為に相当する行為のなかで，歯科医師の指示の下に歯科衛生士の知識や技術をもって行える範囲について歯科衛生士は業務を行うことができる．したがってその行為は，一律に業務範囲として決められるものではなく，専門的判断によって見極められ実施されるものであると解釈される．

　一方，歯科衛生士法ができて 60 余年になり，現状に合わせた法の改正，条文の見直しが望まれている．教育の修業年限が 3 年制以上になったいま，歯科衛生士の業務を見直し，将来に向けての業務内容や教育の検討が必要な時期がきている．

❹―歯科衛生士の役割と展望

　わが国では，近年の高度医療の進歩，少子高齢社会の到来に伴い，より質の高い保健医療サービスを提供できる歯科衛生士が求められている．また，サービスを提供するには，総合的なケアが必要で，他職種との連携も必要とされている．それを実践するには，サービスの科学的裏づけが必要となるが，専門分野だけの研究ではサポートは難しい．さらに，総合的なケアを目指すためには，専門性の高い実践能

力が必要で，常に専門職として自己研鑽し，他の専門職から厚い信頼が寄せられるように，努力することが重要である．

　前述したように，近年の研究では，生活習慣病（慢性疾患）と歯科疾患との関係が明らかになってきている．特に口腔に対するケア（口腔健康管理）と誤嚥性肺炎，糖尿病と歯周病など，口腔と全身疾患との関係が明らかになり，医療と一体化したケアが必要とされている．また，高齢社会を迎え，後期高齢者の医療制度や介護保険制度の見直しなど，歯科保健医療を取り巻く環境も変化し，多職種との連携したサービスの必要性，チーム医療における専門職としての役割が重要になっている．また，口腔機能の向上を目指した対策でも，生涯を通じた口腔の健康の維持増進をはかることへの関わりが期待されている．それには，他職種と連携して問題に取り組み，広い視野で専門性を構築していく学際的な研究が必須である．

　法や制度の動きや人びとの保健・医療・福祉への要望は多様化し，複雑化しているが，これまで以上に職種の専門性やその社会的貢献が問われる時代になった．これらを見据えながら，歯科衛生の発展のために鋭意努力していかなければならない．

参 考 文 献

1) ライオン歯磨本舗：歯磨の歴史. 小林商店, 1935.
2) 岡本清繁：新口腔衛生学 1-個人口腔衛生-. 医歯薬出版, 東京, 1982.
3) 石川　純：人間はなぜ歯を磨くか. 医歯薬出版, 東京, 1990.
4) 榊原悠紀田郎：歯科衛生士史記. 医歯薬出版, 東京, 1997.
5) 全国歯科衛生士教育協議会編：新歯科衛生士教本　歯科衛生士概論. 医歯薬出版, 東京, 2005.
6) 島田義弘編：予防歯科学. 医歯薬出版, 東京, 1983.
7) 今川与曹, 石川　純：臨床歯周病学. 医歯薬出版, 東京, 1968.
8) 長谷川正康：歯科の歴史おもしろ読本. クインテッセンス出版, 東京, 1997.
9) 宮武光吉：歯科衛生士の業務内容についての一考察-歯科診療の補助を中心に-. 鶴見大学紀要/第 42 号, 第 3 部, 2005.
10) 久下　司：ものと人間の文化史 4-化粧-. 法政大学出版, 1984.
11) 川上為治郎：歯科医学史. 金原出版, 東京, 1931.
12) Masataka, N., Koda, H., Urasopon, N., Watanabe, K.：Free-Ranging Macaque Mothers Exaggerate Tool-Using Behavior when Observed by Offspring. PLoSONE4 (3)：e4768, 2009.
13) Fauchard, P.（高山直秀訳）：フォシャール歯科外科医. 医歯薬出版, 東京, 1984.
14) 川上為治郎：歯科学提要. 国際出版, 東京, 1949.
15) 岡田昭五郎, 谷　宏, 片山　剛：新口腔衛生学 2-公衆衛生-. 医歯薬出版, 東京, 1982.

3章 歯科衛生活動の ための理論

到達目標

❶予防の概念を理解できる.

❷ICF，EBM，批判的思考を説明できる.

❸保健行動の理論を説明できる.

❹ヒューマンニーズ理論を説明できる.

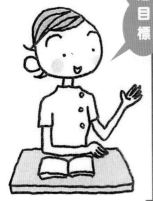

❶―予防の概念

　予防とは，疾病にかからないよう未然に防止する対策を講じたり，疾病を早期に発見することにより，病状の進行を抑制し，その影響を最小限にとどめる取り組みのことである.

　Leavell & Clark（1965 年）は，疾病の自然的経過の過程に応じて，3 段階 5 つの予防手段を提唱した（**図 3-1**)[1].

　歯科衛生士は，口腔保健の専門職として，対象者の歯科疾患の予防のあらゆる局面に関わることになる.

1. 第一次予防

　第一次予防における予防手段には，健康増進（health promotion）と特異的予防（specific prevention）がある.

1）健康増進

　健康増進とは，人びとが自らの健康をコントロールし，改善することができるようにするプロセスであり，まだ疾病に罹患していない段階における生活習慣や生活環境の改善，健康教育など，健康な生活を実現するための最も基本的な段階である[2].歯科衛生士が関わる健康増進としては，口腔衛生指導や栄養指導，禁煙指導などが

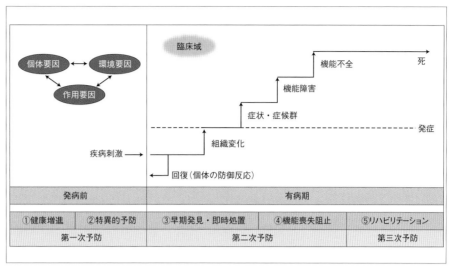

図3-1　疾病の自然的経過と予防法の適用（疾病の予防の概念）（Leavell & Clark. 1965）

あげられる．

2）特異的予防

　特異的予防とは，病因の明らかな疾病に対する予防対策である．一般的には，感染症に対する予防接種などがある．フッ化物の応用など歯科衛生士の行う歯科予防処置はこれにあてはまる．

2.　第二次予防

　第二次予防には，疾病の早期発見・即時処置と機能喪失阻止がある．早期発見・即時処置の目的は，症状がまだ現れない初期に発見することにより，疾病が治癒し，病期の進展を防ぐことである．また，即時処置は感染症の場合，患者自身の治癒と同時に，他人への二次感染を予防することにもつながる．一方，機能喪失阻止は，適切な治療を行うことによって，疾病による機能の喪失を防ぐ目的がある．

　う蝕の進行を防止するフッ化ジアンミン銀塗布，歯周病の進行を防止する歯周基本処置のルートプレーニングは早期発見・即時処置にあたる．

3.　第三次予防

　第三次予防とは，リハビリテーションの段階である．リハビリテーションとは，残された能力を最大限に活用し，疾病により喪失した機能の回復をはかることを目的としている．補綴治療による咬合機能の回復や摂食嚥下指導などがこれにあてはまる．

② ―歯科衛生の考え方―科学的思考―

1. 健康と生活を分析するモデル

1) WHO による健康の定義

　歯科衛生学の対象は疾患のみではない．WHO は健康を「完全な身体的，精神的および社会的に良好な状態であり，単に疾病または病弱が存在しないということではない」と定義している．歯科衛生士は，人びとの健康な生活を支援する専門職であり，対象者を生活者として捉え，その人を取り巻く環境や生活上の困難，ADL（日常生活動作）や QOL（生活の質）の問題，社会への参加などにも目を向ける必要がある．

2) ICF（国際生活機能分類）

　ICF（International Classification of Functioning, Disability and Health）[3]は人間の生活機能と障害の分類であり，健康の概念を**図 3-2** のように示している．これまで「WHO 国際障害分類（ICIDH）」が障害に関する国際的な分類として用いられてきたが，2001 年，その改訂版として採択された．

　ICIDH が身体機能の障害による生活機能の障害（社会的不利）を分類するという考え方が中心であったのに対し，ICF は環境因子という観点を加えたものである[4]．それは，人間の健康を，健康状態（変調もしくは病気），生活機能，背景因子で構成していることに特徴がある．一方向に向かう ICIDH の概念とは異なり，ICF の構成要素（**表 3-1**）ではすべての要因の相互作用であるとしている[5]．

　たとえば，歯を失うという健康状態の変化によって，「うまくかめない」という機能の問題と，「歯のある側でかむ」，「やわらかい物のみ食べる」など，日常生活（活動）で制約が生じ，結果として「ほかの人と一緒に食事ができない」，「外食ができ

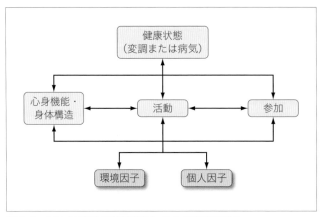

図 3-2　ICF（国際生活機能分類）による健康の概念

表3-1 ICFの構成要素

心身機能	身体系の生理的機能（心理的機能を含む） 　　例：精神機能，発話の機能，運動に関する機能など
身体構造	器官・肢体など身体の解剖学的部分 　　例：神経系の構造，発話に関する構造，運動に関する構造
活　　動	課題や行為の個人による遂行
参　　加	生活・人生場面への関わり
環境因子	人びとが生活し，人生を送っている物的な環境や社会的環境，人びとの社会的な態度による環境を構成する因子
個人因子	個人の人生や生活の特別な背景に関する因子

ない」という社会生活における制約をもたらす．しかし，歯科医療機関を受診し，新たな義歯を装着することにより，かめなかったものがかめるようになるという活動レベル，友人と楽しく食事ができるようになるという社会生活レベルは解決することになる．対象者の社会生活における制約を取り除くためには，もたらされた障害のみならず，対象者の置かれた環境や得られる支援，価値観が大きく関与していることを理解しておく必要がある．

2. EBM（Evidence-based medicine）

　近年，エビデンス（科学的根拠）に基づく医療（EBM）という考え方が注目されている．これまで，歯科衛生士のみならず，保健医療専門職は個々に培った知識や経験に基づいて保健・医療を実践してきた．しかし，最善の保健・医療を実践するため，エビデンスに基づいたケアを行うことの重要性が指摘されている．

　Sackettらによると，EBMとは，「個々の患者ケアの臨床判断にあたって，現時点で得られる最善の根拠を，良心的に，そして思慮深く使用すること」[6]であり，「研究で得られる最善の根拠を臨床的技能と患者の価値に統合すること」[7]であるとしている．

　また，福井は，「入手可能で最良の科学的根拠を把握したうえで，個々の患者に特有の臨床状況と価値観に配慮した医療を行うための一連の行動指針」と定義している[8]．

　つまり，EBMとは，研究によって得られた成果を根拠として，そこに患者の意向と医療者の専門知識や経験を統合し，臨床判断するための考え方を示すものである．このEBMの考え方は，臨床における意思決定の質を高め，対象者に対して質のよいケアの提供に役立つと考えられている[9]．しかし，どんなに優れた臨床的根拠でも，対象者によっては，そのエビデンスを適応することが不可能であったり，不適切であったりすることもある．

　歯科衛生士は，個々の技能とエビデンスを常に照らし合わせ，さらに対象者の個別性を考慮したうえで，最新で最善の根拠を歯科衛生の現場に利用していくことが

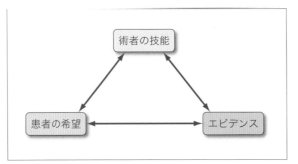

図3-3 EBM の実践に関わる3要素

重要である．そのため，EBM の実践においては，「術者の技能」，「患者の希望」，「エビデンス」の3つの要素を考慮する必要がある（**図3-3**）．

3. 批判的思考（Critical thinking）

批判的思考とは，論理的に思考する態度や技術，独自で考えて分析する力のことをさす．「批判的」というと，しばしば否定的な意味として捉えられる．しかし，批判的であるということは，疑問をもち，理解し，分析することであり（Chaffee, 1994），すなわち，自分や他者の思考に積極的に挑戦する態度を意味する．

歯科衛生士は専門職として，歯科衛生学や周辺領域に関する最新の研究成果に目を通し，その知見を批判的に検討したうえで，日々の歯科衛生活動に生かしていくことが求められている．つまり，入手した情報や考え方を受け入れる前に，疑問をもち，慎重に吟味する態度が必要であるということである．

4. 保健行動

1）保健行動とは

保健行動とは，宗像によると，「健康のあらゆる段階にみられる健康保持，回復，増進を目的として，人びとが行うあらゆる行動」であるとしている[10]．保健行動は，健康的（healthy）か，不健康的（unhealthy）かは区別しないで，健康の保持増進を目的としたあらゆる活動を意味している．

たとえば，歯科衛生士が対象者に対して一方的な歯科保健指導を行っても，対象者にとって望ましい結果は得られないだろう．よりよい健康状態を得るためには，対象者自らが行動を起こす必要があり，健康を損なうような行動を改善し，健康維持や回復につながる行動を身につける行動変容が必要になる．

歯科衛生士は，歯科衛生過程を進めるにあたって，対象者を行動変容へ導くための保健行動の理論について理解し，その活動に応用することが必要である．

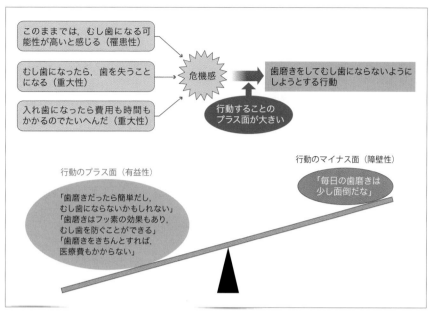

図 3-4　健康信念モデル

2）保健行動の理論

（1）健康信念モデル

　健康信念モデルは，Rosenstock[11]（ローゼンストック）や Becker[12]（ベッカー）らを中心として考案され，発展してきたモデルである．対象者の保健行動は個々人の主観的な認識に基づいているとされる（図 3-4）．

　対象者が健康によいとされる行動をとるには，以下のような場合に，心の関与を総合的に判断して予防的保健行動が起こることとしている．

　①その病気になる可能性があると思える（罹患性）
　　例）最近，歯肉の腫れが気になりはじめ，自分は歯周病になってしまったのではないかと思い始めている．
　②その病気になったら深刻な事態になると思える（重大性）
　　例）歯周病になって，自分の歯が抜けてしまったら大変だと思う．
　③保健行動が病気になる可能性や深刻性の軽減に役立つと思える（有益性）
　　例）歯科衛生士から自分に合ったブラッシングの方法を教えてもらったら，歯肉の腫れは治まるかもしれない．
　④保健行動を実践するのに重大な決心を必要としないと思える（障壁性）
　　例）毎食後のブラッシングは大変そうだが，指導された方法ならば続けられそうだ．

（2）プリシード・プロシードモデル（MIDORI モデル）

　ヘルスプロモーションを展開していくための理論モデルとして知られているのが，L. W. グリーンらによってつくられたプリシード・プロシードモデルである[13]（図 3-5）．

MIDORI モデル
プリシード・プロシードモデルは，このモデルの提唱者である L. W. Green の名前にちなんで，MIDORI（ミドリ）モデルともよばれます．

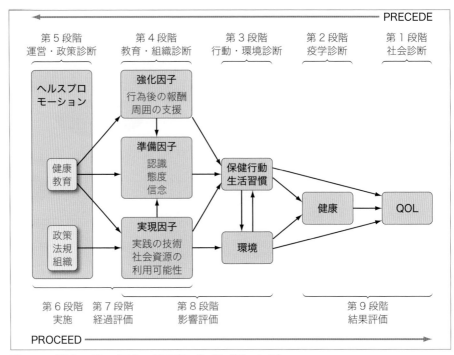

図 3-5　プリシード・プロシードモデル（L. W. グリーンら）
（全国歯科衛生士教育協議会監修：最新歯科衛生士教本　歯科予防処置論・歯科保健指導論. 医歯薬出版, 東京, 2011.）

　このモデルの特徴は，「健康教育の最終目標を，健康そのものではなく QOL とし
たこと」，「保健行動に影響を及ぼす因子を準備，実現，強化の 3 群に分けたこと」，
「診断，実践，評価の各要因を体系化したこと」があげられる[14]．
　健康教育を効果的に進めるためには，改善すべき行動の 3 つの要因を詳しく分析
したうえでの働きかけが必要となる．たとえば，定期的に歯科健診を受ける行動を
目標にしたとする．この場合，準備因子にはう蝕や歯周疾患についての知識や自分
の口腔に対する関心，強化因子には定期的な歯科検診を受けることに対する家族や
職場の人びとの理解と協力，実現因子には歯科医院が近くにある，健診の費用が安
いことなどが例としてあげられる．このような要因に働きかけることで，対象者に
とって望ましい行動変容が期待できるとされている．

(3) 変化のステージモデル（図 3-6）

　Prochaska らによる変化のステージモデルでは，人の行動が変わり，それが維持
されるには，次の 5 つのステージを経るものであるとされる[15]．
　①無関心期：6 カ月以内に行動を変える気がない時期
　②関心期：6 カ月以内に行動を変える気がある時期
　③準備期：1 カ月以内に行動を変える気がある時期
　④実行期：行動を変えて 6 カ月未満の時期
　⑤維持期：行動を変えて 6 カ月以上の時期
　この過程は，いつも順調に経過するとは限らない．元のステージに戻ったり，次

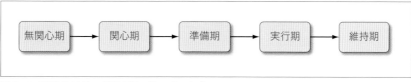

図3-6　変化のステージモデル（Prochaska）

表3-2　変化のステージモデル─考えに関するもの─

意識の高揚	健康問題に関する情報を集めて，それを理解すること
感情的経験	行動変容しないことで，健康への脅威に関して，感情的な面から経験すること
環境の再評価	不健康な行動を続けることや，健康のために行動変容することが，周囲の環境に与える影響を評価すること
自己の再評価	不健康な行動を続けることや，健康行動をとることが自分にとってどのような影響を及ぼすかを再評価すること
社会的解放（社会の変化を知ること）	健康的な生活を送ることに影響する，社会や環境の変化を知ること

表3-3　変化のステージモデル─行動に関するもの─

コミットメント（自己の解放）	行動変容することを選び，決意し，それを表明することや，行動変容する能力を信じること
行動置換（代替行動の学習）	問題行動の代わりになる健康的な考え方や行動をとりいれること
援助関係の利用	健康行動へのソーシャルサポート（社会的支援）を求めて使うこと
強化マネジメント（褒美）	行動変容に対して自分自身に褒美を与えることや他人から褒美をもらうこと
刺激の統制	問題行動のきっかけになる刺激を避けることや，健康行動をとるきっかけになる刺激を増やすこと

のステージに進むのに長期間を要したりすることもある．

　歯科衛生士は，人びとの行動変容を促すための働きかけを行うが，対象者がどのステージにいるかによって，歯科衛生介入の方法や内容が変わっていくため，個々のステージに応じた働きかけを検討する必要がある．

　また，対象者が着実に「維持期」へと進み，さらに「維持期」を保つようにするため，すなわち変化した行動や習慣をできる限り長期間にわたって維持させるためには，10個の方法があるとされ，それらは「考えに関するもの」（表3-2）と「行動に関するもの」（表3-3）の大きく2つに分けられる．

（4）自己効力感（セルフ・エフィカシー）

　自己効力感（セルフ・エフィカシー）とは，Bandura（バンドゥーラ）によって考え出されたもので，「ある特定の行為を成就するのに必要な行動を，組織化して行う自分の能力に対する信念」であるとされている[16]．人がある行動を起こそうとするときに，自分がその行動をどの程度うまく行えそうかという自信のことである．つまり，「自分にはここまでできる」という思いが行動を引き起こすという考えに基づいている．健康のためによいとされる行動に対し，「自分にはここまでできる」という自信があれば，

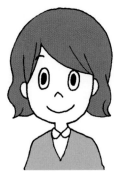

自己の成功体験	代理的経験
何を始めても「三日坊主」だが，今回は，2週間毎日デンタルフロスの使用を継続できている	3歳年上の姉も，5年前から毎日デンタルフロスを使用している

言語的説得	生理的・情動的状態
担当の歯科衛生士からも，「デンタルフロスを上手に使えていて，2週間毎日欠かさず続けられたのだから，きっとこれからも続けられますよ」といわれた	最初は「面倒だな」と思ったが，デンタルフロスをした後は口の中がさっぱりして気持ちがよい

最近，デンタルフロスを使い始めたA子さん

図3-7 自己効力感（セルフ・エフィカシー）の情報源

人は行動をとる可能性が高くなり，その自信がなければ，消極的な行動をとると考えられる．

人びとが，行動に対して「自分にはここまでできる」という自信をもつためには，次の4つの情報源があると考えられている（**図3-7**）.

①自己の成功体験：過去に同じ行動あるいは似たような行動をうまくできた経験があること

②代理的経験：自分以外の他人が行動を達成したり，成功したりするのを観察し，自分にも行えそうだと思うこと

③言語的説得：自分に行う能力があることを他人から説明されること

④生理的・情動的状態：行動することで，生理的状態や感情面に変化が起きること

5. ヒューマンニーズ理論

1）ヒューマンニーズとは

行動は，環境と人間の内的条件の相互作用によって喚起されるが，行動の直接的な原動力となるのがニード（欲求，need）である．ヒューマンニーズとは，目的志向性の行動におけるニード（need），緊張（tension）のことで，それが満たされるまで継続して存在すると考えられる．人間の行動はニードを満たす行動に支配されていると考えられ，満たされないニードがある場合，すべての人間に存在する内向的な動きがそのニードを満たそうとする．ヒューマンニーズ理論では，満たされないニーズが人間の行動にモチベーションを与えるとしている．

2）マズローの欲求階層理論

米国の心理学者 Maslow は，「人間は自己実現に向かって絶えず成長する生き物である」と仮定し，人間の欲求を低次から高次の順で分類し，「生理的欲求」，「安全の

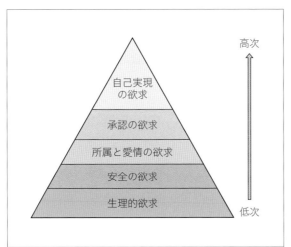

図 3-8　マズローの欲求階層理論

欲求」,「所属と愛情の欲求」,「承認の欲求」,「自己実現の欲求」の 5 段階の階層で理論化した（**図 3-8**）[17].

①レベルⅠ：生理的欲求

人間が生きていくために最低限必要な生理現象を満たすための欲求. 食事, 排泄, 睡眠など, 生命を維持するために必要な基本的な欲求.

②レベルⅡ：安全の欲求

誰にも脅かされることなく, 安全に, かつ安心して生活していきたいという欲求. 安全に暮らせる住居を欲する, 争いなどがない環境で生活したいという欲求まで含まれる.

③レベルⅢ：所属と愛情の欲求

集団に属したり, 周囲の者から愛情を得たいという欲求.

④レベルⅣ：承認の欲求

他者から認められ, 尊敬されたいという欲求.

⑤レベルⅤ：自己実現の欲求

自分自身の能力や可能性を最大限に引き出し, 目標を達成したい, 自己成長したいという欲求.

これらの欲求は, レベルⅠからⅤの順に高次となり, 低次の欲求が満たされることによって, 次の段階の欲求が芽生え, それを満たすために行動を起こすと考える. レベルⅠからⅣまでの欲求は不足しているものを充足させるという意味で「欠乏欲求」とよばれ, レベルⅤは「成長欲求」とよばれる.

3）Darby と Walsh のヒューマンニーズ概念モデル

（1）ヒューマンニーズに関わる主な概念

Darby（ダービー）と Walsh（ウォルシュ）のヒューマンニーズ概念モデルとは, 歯科衛生に関連した対象者のニーズを把握する理論的枠組みである. この概念モデルでは,「対象者」,「環境」,

「健康と口腔衛生」,「歯科衛生活動」の 4 つの概念を理解しておく必要がある[18,19].

①対象者

対象者は,生物学的,心理学的,社会的,文化的,知的な存在であり,全体を統合し,体系化している.また,対象者自身の行動はニーズを充足させるために動機づけられているとする.

②環境

環境とは,対象者や歯科衛生士が置かれている社会的,気候的,地理的,政治的,経済的,教育的,文化的要因や重要な他者,家族,コミュニティ,地域,国,世界などが含まれている.

③健康と口腔衛生

健康とは,客観的にも主観的にも良好な状態をさし,個々の健康は,生物学的,心理的,精神的,社会的,文化的な要因によっても変化する.

また,口腔衛生は個々の環境の相互作用や多様なニードが充足した結果,得られる口腔内の状態であると定義される.

④歯科衛生活動

歯科衛生活動とは,対象者にとって適切な口腔の健康状態や QOL に関連したヒューマンニーズを充足させる援助を行うことを目的とした介入であると定義される.歯科衛生活動は,対象者の年齢,性別,役割,生活スタイル,文化,態度,知識の程度など個々の置かれた環境を考慮する必要がある.

(2) 歯科衛生に関連した 8 つのヒューマンニーズ

歯科衛生過程において,歯科衛生士は対象者のヒューマンニーズの充足に寄与することになる.そのためには,対象者の抱える問題,対象者を取り巻く環境,ニーズを適切にとらえる能力が求められている.

歯科衛生に関連した 8 つのヒューマンニーズは,対象者の充足されないニーズを把握し,歯科衛生診断や対象者の目標設定,必要な歯科衛生介入を行うために用いる.

①身体の健康状態(健康上のリスクに対する防御):歯科衛生介入に関連した医学的な制約・リスクから回避したいという欲求

②歯科衛生介入に対する不安やストレス(不安やストレスからの解放):歯科衛生に対する安心感を得たい,歯科衛生介入における不安や不快な感情から解放され,高い評価や尊敬を受けたいという欲求

③顔や口腔に関する審美的満足度(顔や口腔に関する全体的なイメージ):自分の口腔・顔貌,息に対して満足したいという欲求,安心感を得たい,歯科衛生介入における不安や不快な感情から解放され,高い評価,注意,尊敬を受けたいという欲求

④硬組織の健康状態(生物学的に安定した歯,歯列):歯や充填物などが感染から守られ,良好に機能している状態で,栄養を十分に摂取したいという欲求

⑤軟組織の健康状態(頭頸部の皮膚,粘膜の安定):頭頸部(口腔の粘膜,歯肉などを含む)が感染や損傷から守られ,良好に機能している状態でありたいという欲

求

　⑥頭頸部の疼痛や不快感（頭頸部の疼痛からの解放）：頭頸部に生じる疼痛，不快感から逃れたいという欲求

　⑦口腔健康管理の知識（概念化と理解）：自分の口腔の健康に対する判断をするために，適切な知識や概念をもちたいという欲求

　⑧口腔健康のための行動（口腔の健康に関する責任）：自分のモチベーション，身体的能力，社会的環境の相互作用によって，対象者が口腔の健康に対する責任をもちたいという欲求

参 考 文 献

1）Leavell, H. R., Clark, E. G.：Preventive Medicine for the Doctor in His Community. An Epidemiologic Approach. McGraw-Hill, 1965, 20.
2）島内憲夫訳：ヘルスプロモーション．垣内出版，東京，1990, 7〜16.
3）障害者福祉研究会編：世界保健機構（WHO）国際生活機能分類―国際障害分類改訂版―．中央法規，東京，2002.
4）大川弥生：WHO-FIC（WHO 国際分類ファミリー）と ICF（国際生活機能分類），第 1 回社会保障審議会統計分化会生活機能分類専門委員会参考資料．2006, 1.
5）坪井　真：老年歯科医療と高齢者福祉―国際生活機能分類（ICF）の健康概念に基づく両分野の関係性（1）―　老年歯科医学，24（3）：311〜315, 2010.
6）Sackett, D. L., et al.：Evidence Based Medicine：What It Is and What It Isn't. BMJ. 312 1996, 71〜72.
7）Sackett, D. L., et al.：Evidence Based Medicine：How to Practice and Teach EBM. 2nd ed. Churchill Living Stone, 2000.
8）福井次矢："EBM の歴史的背景と意義"．EBM 実践ガイド．医学書院，東京，1999.
9）阿部俊子，川村佐和子，志自岐康子，松尾ミヨ子：看護実践のための EBN：ナーシンググラフィカ　看護学概論．メディカ出版，大阪，2006.
10）宗像恒次：最新行動科学からみた健康と病気．メヂカルフレンド社，東京，1996.
11）Rosenstock, I. M.：Why people use health services. Milbank Memorial Fund Quarterly, 44：94〜127, 1966.
12）Becker, M. H., Maiman, L. A.：Sociobehavioral determinants of compliance with health and medical care recommendations. Medical Care, 13（1）：1〜47, 1948.
13）吉田　亨：健康教育をめぐる最近の話題．プリシード/プロシードモデル．保健の科学，34；870〜875, 1992.
14）全国歯科衛生士教育協議会監修：最新歯科衛生士教本　口腔保健管理．医歯薬出版，東京，2003.
15）Prochaska, J. O., DiClemente, C. C.：Stages and processes of self-change of smoking：toward an integrative model of change. Journal of Consulting and Clinical Psychology, 5（3）：390〜395, 1983.
16）Bandura, A.：Self-efficacy：toward a unifying theory of behavioral change. Psychological Review, 84（2）：191〜215, 1977.
17）Maslow, A. H.：Motivation and Personality. Harper, 1954. A. H. マズロー著/小口忠彦監訳：人間性の心理学．産業能率大学出版部，1987.
18）下野正基監修/佐藤陽子，斎藤　淳編著：歯科衛生ケアプロセス．医歯薬出版，東京，2007.
19）Darby, M. L., Walsh, M. M.：Dental hygiene theory and practice. 2nd ed. WB Saunders, St Louis, 2003.

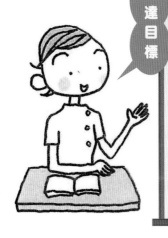

4章 歯科衛生過程

❶歯科衛生業務において，歯科衛生過程を活用する意義を理解する．

❷歯科衛生過程を説明できる．

❸歯科衛生過程のプロセス，構成要素を列挙できる．

❹歯科衛生アセスメント，歯科衛生診断，歯科衛生計画立案，歯科衛生介入，歯科衛生評価を説明できる．

❺POS，SOAP を概説できる．

❶—歯科衛生過程とは

　歯科衛生過程とは，科学的な根拠を基に歯科衛生業務を展開するためのツールである．すなわち，歯科衛生士と対象者との対話をとおした聴取によって得られる本人の抱える問題，それに対する認識や訴え，また，観察や検査によって得られた客観的な情報を，整理・分析，判断したうえで歯科衛生計画の立案，実施，評価する過程をいう．「歯科衛生アセスメント」，「歯科衛生診断」，「歯科衛生計画」，「歯科衛生介入」，「歯科衛生評価」，「記録（書面化）」の6つで構成されている．

　歯科衛生過程というツールが使われるようになったきっかけは他の職種との協働のために情報交換が必要となったことである．つまり，歯科保健医療従事者間だけではなく，さまざまな分野の職種と連携しながら協働するために，わかりやすく記録された情報が必要になったということである．

　以下の4点を意識し，個々のニーズに合ったかかわりを考えることが大切である．

①対象者のニーズ判断を適切に行っているか　　　　　　　　　　　　【ニーズ判断】

②疾患中心の見方になっていないか　　　　　【対象者のニーズとディマンド】

③歯科衛生介入の目標が生活との関連で検討されているか　　　【生活者の視点】

④経験的な判断になっていないか．　　　　　　　　　　　　　　　【エビデンス】

ニーズとディマンド
ニーズは，対象者に潜在する，あるいは顕在する客観的必要性のことです．ディマンドは，要望，希望，要求をさします．

❷─歯科衛生過程活用の利点

　歯科衛生過程は，書面化を含むプロセスであることから，歯科衛生業務の流れと内容を明示することになり，振り返りにも活用できる．対象者に提供する歯科衛生介入の根拠を示すことができ，歯科医師，歯科衛生士間や他職種との協働の際に有効である．また，業務経験が少ない段階でも，科学的に思考するため，適切な歯科衛生業務につなげられることも利点の１つである．

　歯科衛生過程では，論理的な思考過程をとる．事実としてみえていることと，原因や要因との関連，さらに対象者の歯や口腔の健康に対する考え方，生涯にわたってどのような生活を送りたいと思っているのかなど，幅広い情報から考える過程を重視することから，対象者の発達課題やニーズに照らし合わせた計画を立てることができ，専門家主導ではないオーダーメイドの働きかけができる．

　たとえば，プラークと歯磨きについて考えるとき，歯科衛生介入の目標は，O' Leary の Plaque Control Record（PCR）の値を下げることだけではない．PCR 値が高いということはプラークが除去できていない事実がある．従来型の介入では，歯科衛生士主導で進め，対象者の訴えとは関係なく染め出しをして，プラークの残存状態を説明し，歯磨き法を教えるというパターンでの実践が多くみられた．しかし，対象者が主体的に考え，行動を起こすことを重視することから，プラークが残っている状況を本人がどのように考えているか，加えて問題を引き起こしている裏にある原因や要因にアプローチするために，対象者の情報を収集するステップがある．すなわち，磨く必要性を知らないのか，気にならないのか，磨く方法がわからないのか，時間がなかったのか，磨けない事情があったのか，このままの状況が続いたときに生じる問題を知っているかなどである．また，知識や技術があっても行動しない，あるいはできない事例や，繰り返し指導を受けているのに行動変容に結びつかない事例もある．歯磨きとはいえ，その人の健康に対する価値観やセルフケアに対する考え方も影響しているため，行動科学の手法も活用することになる．

❸─歯科衛生過程の流れ

　歯科衛生過程は，歯科衛生アセスメント，歯科衛生診断，歯科衛生計画立案，歯科衛生介入，歯科衛生評価と記録（書面化）の各要素からなる．この過程を繰り返していくことによって，介入の質が高まると考える（図 4-1）．

　（詳細は『歯科衛生学シリーズ　歯科予防処置論・歯科保健指導論』参照）

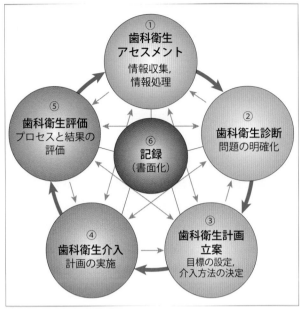

図 4-1　歯科衛生過程の 6 つの構成要素
　歯科衛生過程は，①歯科衛生アセスメント（情報収集，情報処理），②歯科衛生診断（問題の明確化，優先順位の決定），③歯科衛生計画立案（目標の設定，歯科衛生介入方法の決定），④歯科衛生介入（歯科衛生計画の実施），⑤歯科衛生評価（プロセスと結果の評価），⑥記録（書面化）の 6 つで構成されている.
（全国歯科衛生士教育協議会監修：最新歯科衛生士教本　歯科予防処置論・歯科保健指導論 第 2 版. 医歯薬出版，東京，2020.）

1.　歯科衛生アセスメント（情報収集，情報処理）

assessment と evaluation
「評価」に対する英語は，assessment と evaluation. 日本では，介入前の評価を「アセスメント」，介入後は evaluation の意味での「評価」を使っています.

　歯科衛生アセスメントは，対象者のニーズに焦点を当てて課題を解決するための最初のプロセスである. 情報収集，情報処理（整理・分類，解釈・分析）を含み，対象者の健康問題そのものに焦点を当てるのではなく，対象者を一人の人間としてとらえて，歯科衛生士として介入する事項，方法を，対象者と一緒に考え，見極めることにつなげる.

　情報収集は，記録されたものや医療面接によって患者自身から収集するほか，観察や検査によって行うが，一度にすべての情報が収集できるわけではない. 初めは広い範囲で収集し，その後，さらに具体的に，身体的・心理的・社会的・発達的側面などについて情報を収集する.

1）情報の種類
　情報には，主観的情報と客観的情報がある.

（1）主観的情報（S データ：Subjective data）
　対象者や付添者が話したことであり，医療面接を通して得られる情報である.
　例）「口臭が気になって，面と向かって人と話せない」

「歯ぐきから出血するので，怖くて歯磨きができない」

「口の中がすっきりしない」

「時間がなくて，歯磨きが十分にできないことが気になっている」

「歯を抜くことになるのではないかと心配で眠れない」　など

(2) 客観的情報（O データ：Objective data）

他者の観察や検査によって得られる情報である．

例）身長，体重，バイタルサイン，顔の左右対称，舌・顎の動き，口唇閉鎖状態，口腔粘膜の乾燥度，唾液分泌量，プラークの付着状態，ポケットの深さ，炎症の有無，歯周組織破壊の程度，う蝕のリスクなど

2) 情報処理（解釈・分析）

収集できた情報からニーズとの関連，発達段階や正常値と比べる．不足している情報があれば，再確認して補足する．ニードが充足しているか，充足していない場合はその理由を検討して，原因・要因との関係を考える．

この際の考える視点がニーズの充足と欠落に関わるニード理論である．対象者が健康に生活するために，必要である歯科衛生のニードは何かを軸にして考えることである．歯科衛生理論として日本独自のものではないが，Darby と Walsh のヒューマンニーズ概念モデルによる 8 つのヒューマンニーズを利用している．

関連する要因・原因を考えるには，他者の話を聴取するためのコミュニケーション能力，洞察力が必要となる．

たとえば，PCR が高い対象者について考えてみる．PCR が高いということは，歯頸部にプラークがあるということである．では，なぜプラークが付着しているのか，その原因，要因を例示する．

＜対象者の話・訴え＞

● 「歯は磨いています」

● 「血が出るのがこわくて磨けません」

● 「歯ぐきが腫れているので気になります」

● 「固いものはかめません」

主観的情報と客観的情報から，情報のもつ意味を考える．

＜原因・要因＞

知識 ● 歯ブラシ以外の道具を使っていない

・道具について知らない？

・本人に合った道具を知らない？

・歯を磨く意義がわからない？

行動 ● ブラッシングができていない

・意義を理解していない？

・磨かなくても大丈夫だと思っている？

・方法がわからない？

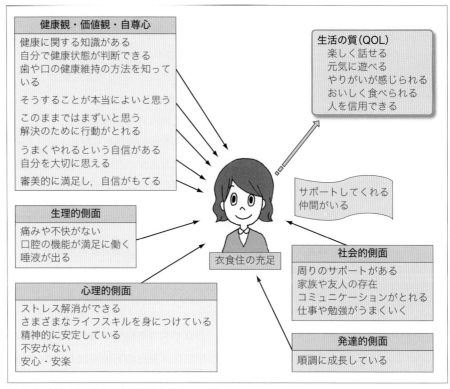

図4-2　対象者の健康に生活するためのニード

・知識不足？

・場所がない？

・気にならない？

・面倒である？

● 歯科医院に行ったことがない

● 歯磨きにかける時間の不足

・時間がとれない事情がある？

・ほかにやらなければならないことが多い？

認識　● 歯や口の健康について関心がない

● むし歯になったら，歯科医院で治してもらえばよいと思っている

　以上のように，対象者の考えや行動の特徴などをつかむために，関連する事柄を推測，想起，確認できる能力が必要である．

　また，健康に生活するために必要な事項は，個々の考えに影響を受けるが生理的側面や発達的側面，社会的側面，健康観・価値観・自尊心，心理的側面にまとめ，それぞれの項目で不足するものとの関連で要因を分析することも可能である（図4-2）.

PD：Pocket Depth
歯肉辺縁からポケット
底部までの距離のこと
です.

　例）患者が不満を訴える　　　→　そのことに対してニーズが充足していない

　　　生理的に満足できない　　→　疾患がある，かみにくい

歯肉に異常が観察される	→	PD 4 mm 以上，咬合の問題，形態
歯科治療に対する不安を訴える	→	歯科治療に対する知識がない，過去に不快な経験がある

2. 歯科衛生診断（問題の明確化，優先順位の決定）

　歯科衛生診断は対象者が抱える問題を明確にすることである．問題を特定して，歯科衛生診断として記述する．歯科衛生診断は，歯科衛生上の判断であり歯科医師が行う診断を含めない．あくまで歯科衛生士が介入して，問題を解決するための診断である．

　介入の順位は，対象者の抱える問題のうち，緊急性（マズローの欲求階層理論が参考となる），本人が最も解決したいと考えている事項，実現可能性が高いものから整理する．

　歯科衛生診断は，今ある問題（実在型），今後生じる可能性・危険性のあるもの（リスク型），今より高い状態に変革しようとすることに関連するもの（ヘルスプロモーション型）の3つのタイプがある．それぞれの問題の原因・要因を示す部分（原因句）と歯科衛生上の問題（診断句）を合わせて文章化する．

　ニーズの欠落を考える際の指針として，ニーズに関する理論を活用する．

　例）

　　主観的情報：血圧は高めといわれているが，元気だし，薬も飲んでいません

　　客観的情報：血圧 160/90

　　解　釈：血圧は正常範囲を超えているが，本人には自覚がない．治療時の体調
　　　　　　　の急変や今後の合併症のリスクがある

　　欠落したニーズ：健康上のリスクに対する自覚

　　歯科衛生診断：＜原因句＞

　　　　　　　　　高血圧症に関する知識不足

　　　　　　　　　＜診断句＞

　　　　　　　　　歯科治療時の体調急変リスクがある状態

3. 歯科衛生計画立案
　（目標の設定，歯科衛生介入方法の決定）

　対象者の問題解決のために，歯科衛生診断ごとに目標を設定し，どのような方法で行うか計画を立てる．歯科衛生計画の立案にあたっては，目標の設定，実施法の決定，期待される効果を明示する．この際，対象者自身がどのように考え，実践できるかについて，対象者と歯科衛生士が意見を出し合って，決定していくことが必須である．

　目標は歯科衛生診断ごとに達成可能であるものとするが，長期目標（問題が解決

ケア計画（C-P）：Care Plan
教育計画（E-P）：Education Plan
観察計画（O-P）：Observation Plan

した状態）とともに短期間で，達成が確認できる具体的な内容の短期目標（原因が消失した状態）も設定する．

さらに，ケア計画，教育計画，観察計画に分けて立案する．計画立案に際しては，対象者の状態や問題の大きさ，歯科衛生士自身の技能を考慮する．

・ケア計画：歯科衛生士が対象者に対して行う処置の実施計画である．
　　　　　　（スケーリング，歯面清掃，フッ化物歯面塗布など）
・教育計画：対象者の行動や認識を変容するために，その人にとって必要な情報を提供したり，適切な技術などを提供する．その結果，対象者自身が自律的に自ら判断して，行動を改善したり，習慣化するために行うものである．
　　　　　　（食生活指導，口腔清掃指導，禁煙指導，生活習慣指導など）
・観察計画：今，ある問題の変化を確認するための観察項目をあげる．
　　　　　　（口腔内状態，対象者の行動・表情など）

4. 歯科衛生介入（歯科衛生計画の実施）

歯科衛生診断ごとに立てた計画に従って，順次，実施する．

5. 歯科衛生評価（プロセスと結果の評価）

歯科衛生介入後，対象者から情報を収集してどのように変化したか，効果が上がったか，目標の達成度を判断する．歯科衛生診断の妥当性，歯科衛生計画の良し悪し，保健行動変化の状況，その結果，プロブレムが解消したか，しなかったとすれば，その原因は何かなど，計画を見直し，修正することも含め，次の歯科衛生計画立案につながるものである．

達成度は，「達成」，「一部達成」，「達成せず」の3段階で評価する．また，長期目標に対する評価は，すべての短期目標が達成された時点で行う．

6. 記録（書面化）

歯科衛生業務の実践の記録は，すべてのプロセスで行う．第三者が確認できるように記録し，歯科衛生士業務記録として保存する．

POS理論は，対象者の有する医療上の問題に焦点を合わせて，最高のケアを目指す一連の作業システムである．また，SOAPはPOSを活用するための記録の方法である（『歯科衛生学シリーズ　歯科予防処置論・歯科保健指導論』参照）．

1) POS

　POS は，Problem Oriented System の略であり，日本語では，問題志向型システムという．これは 3 つの段階で構成される.

①第 1 段階：POMR（問題志向型診療録）の作成

②第 2 段階：POMR の監査（記載した内容に矛盾がないかチェックする）

③第 3 段階：記録の修正（監査した者によって指摘された記載内容の不備などは記載者が修正．記載者に対する教育的効果につながる）

である.

　これは，対象者の視点から，それぞれの問題を解決するためのツールである．一人ひとりの抱える問題は同一ではないことはもちろん，生活環境，健康観，保健行動の異なる対象者であることに目を向けるために重要なことである．POS は個別性を重視した歯科衛生介入の方法論として，活用されている.

POS
POS は，もともと 1964 年に，L.L. Weed が提唱した Problem Oriented Medical Recording（POMR）という診療録記載の方式です.

2) SOAP

　SOAP は Subjective（主観的情報），Objective（客観的情報），Assessment（アセスメント），Plan（計画）の略である．POS の経過記録法として SOAP がある.

　S：主観的情報とは，相談内容，要望，自覚症状など対象者や家族などが話した内容のこと．身体的な問題のみではなく，心理・社会的な情報などを含む.

　O：客観的情報は，歯科衛生士が観察した患者の行動や表情，診査・検査・測定などによって，収集できたもの.

　A：入手した客観的な事実とそれに対する歯科衛生士の評価や課題などと，専門的な判断の結果．思考過程を示すことになり，論理的な対応につながる.

　P：上記の事実，結果に基づいた計画.

　SOAP を活用すれば，記録した歯科衛生士は論理的に考えて対応することができるとともに，第三者が読んでも理解しやすく，情報交換がスムーズになるという利点がある．さらに，正確に整理された記録は対象者に対する働きかけの内容を向上させる意義がある．つまり，対象者の抱える問題点を明らかにする資料として活用できるので，介入法の質的な向上が期待できる.

SOAPIE
SOAP に実践（Implementation）と評価（Evaluation）を加えて SOAPIE とすることもあります.

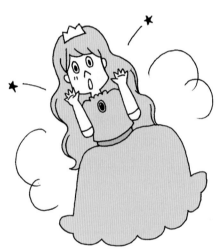

主役は対象者！

歯科衛生士が担うこと

あらゆる健康の段階、対象者のライフステージや多様な健康観、価値観、ライフスタイルに合わせた支援の実現

→ オーダーメイドのアプローチ
→ 主体的に行動できるような支援
→ 健康行動を自己決定できるような支援
→ 科学的思考、実践、検証

参 考 文 献

1) Leavell, H. R., Clark, E. G. : Preventive Medicine for the Doctor in His Community. An Epidemiologic Approach. McGraw-Hill, 1965, 20.

2) 阿部俊子, 川村佐和子, 志自岐康子, 松尾ミヨ子：看護実践のための EBN：ナーシンググラフィカ　看護学概論. メディカ出版, 大阪, 2006.

3) 吉田　亨：健康教育をめぐる最近の話題. プリシード/プロシードモデル. 保健の科学, 34：870〜875, 1992.

4) Maslow, A. H. : Motivation and Personality. Harper, 1954. A. H. マズロー著/小口忠彦監訳：人間性の心理学. 産業能率大学出版部, 1987.

5) 下野正基監修/佐藤陽子, 斎藤　淳編著：歯科衛生ケアプロセス. 医歯薬出版, 東京, 2007.

6) Darby, M. L., Walsh, M. M. : Dental hygiene theory and practice. 2nd ed. WB Saunders, St Louis, 2003.

7) E.M. ウィルキンス著/松井恭平ほか監訳：ウィルキンス　歯科衛生士の臨床　原著第 11 版. 医歯薬出版, 東京, 2015.

8) 全国歯科衛生士教育協議会監修：最新歯科衛生士教本　歯科予防処置論・歯科保健指導論. 医歯薬出版, 東京, 2011.

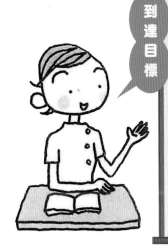

5章 歯科衛生士法と歯科衛生業務

到達目標

❶歯科衛生士法に基づく歯科衛生業務について概説できる.

❷歯科衛生士の業務独占について説明できる.

❸歯科衛生士の名称独占について説明できる.

❹歯科衛生士の法的義務について説明できる.

❺歯科衛生士の専門性について概説できる.

❻歯科衛生業務に関連する法規を列挙できる.

❼安全管理の必要性を説明できる.

❽安全管理についての法的責任について説明できる.

❶ ―歯科衛生士と歯科衛生士法

　歯科衛生士は，医療の専門職としての国家資格をもち，社会的責任のある職務であるため，常に法を意識しなければならない.

　歯科衛生業務の実践では，口腔内に医療機器を用いる業務があるが，それを行うには，法により主治の歯科医師の指示を受けなければならない. 業務中に医療事故が発生した場合は，民事責任や刑事責任といった法的責任が問われることがある. 対象者（患者）からの訴えにより業務上過失致死傷罪が問われれば，刑法により罰金または科料が科せられることがある. また，対象者（患者）側に発生した被害（医療過誤）では，民法により損害賠償の請求を求められることもある. 人の行為にはミスはつきものである. 事故を未然に防ぐ対策の重要性を認識して，業務にあたる必要がある.

1. 歯科衛生士法

　歯科衛生士については，歯科衛生士法第1条にその目的，第2条に歯科衛生士の定義があり，歯科衛生業務として，「歯科予防処置」，「歯科診療の補助」，「歯科保健指導」の3つの業務が定められている.

第1条　この法律は，歯科衛生士の資格を定め，もって歯科疾患の予防及び口腔衛生の向上を図ることを目的とする．

第2条　この法律において「歯科衛生士」とは，厚生労働大臣の免許を受けて，歯科医師の指導の下に，<u>歯牙及び口腔の疾患の予防処置</u>として次に掲げる行為を行うことを業とする者をいう．

　　一　歯牙露出面及び正常な歯茎の遊離縁下の付着物及び沈着物を機械的操作によって除去すること．

　　二　歯牙及び口腔に対して薬物を塗布すること．

　　2．歯科衛生士は，保健師助産師看護師法第31条第1項及び第32条の規定にかかわらず，<u>歯科診療の補助</u>をなすことを業とすることができる．

　　3．歯科衛生士は，前二項に規定する業務のほか，歯科衛生士の名称を用いて，<u>歯科保健指導</u>をなすことを業とすることができる．

2. 歯科衛生業務の法的性格

　歯科衛生業務を実践するためには，法律に規定された3つの業務を個々に提供するのではなく，包括した一連の歯科衛生業務として，必要な歯科保健医療サービスを提供することになる．そのためには，予防，急性期の治療，治療後のケアを必要に応じて実践できる知識や技術がなければ，歯科衛生の目的を達成することはできない．以下に3つの業務についての法的性格と必要な知識を解説する．

1）歯科予防処置

（1）業務独占

　歯科予防処置は，歯科疾患を予防するために歯科医師の"指導の下"に行う処置である．口腔内で機械や器具を用いて歯面清掃（PTC）や歯面研磨，スケーリング（歯石除去）を行ったり，薬物を塗布したりする直接行為であるので，業務は厳しく制限されている．歯科衛生士法第13条第1項に，医療行為の禁止として，「歯科衛生士でなければ，第2条第1項に規定する業をしてはならない．但し，歯科医師法の規定に基づいてなす場合は，この限りではない」とある．したがって，歯科医師および歯科衛生士以外の者が歯科予防処置を行うことが禁止されている歯科予防処置は，歯科医師の指導の下で行う歯科衛生士の"業務独占"である．

（2）歯科予防処置における歯科医学的知識

　歯科予防処置を行うためには，歯科医学の知識が整理され，理解していることが大切である．特に歯科の二大疾患であるう蝕や歯周病のメカニズム，疾患の進行による変化を見分けられる能力が求められる．

　歯科衛生士法第2条の歯科予防処置を規定した条文には，第1項と第2項に2つのことが記されている．1つは，第1項で専門的な歯面清掃，歯面研磨，スケーリ

ングについて「歯牙露出面及び正常な歯茎の遊離縁下の付着物及び沈着物を機械的操作によって除去すること」とある.「歯牙露出面」とあるが,これは歯面が露出している歯冠部をさす.「正常な歯茎の遊離縁下の付着物,沈着物」の歯茎とは歯肉のことで,歯と歯肉の境目にできた隙間を歯肉溝といい,その歯肉溝を覆っている歯肉を遊離歯肉という.つまり,口腔疾患の予防を目的として,露出した歯面や遊離歯肉で覆われている根面(歯面)および歯肉溝内にある付着物や沈着物を,医療機器を用いて除去することを意味する.付着物や沈着物には,食物残渣,プラーク(バイオフィルム),歯石,ステインがある.

2つめは第2項に「歯牙及び口腔に対して薬物を塗布すること」がある.これは主にう蝕予防に関わる業務で,フッ化物の歯面塗布,小窩裂溝填塞がある.

この業務を行うにあたっては,以下の条文がある.

> 第13条の5　　歯科衛生士は,その業務を行うに当たっては,歯科医師その他の歯科医療関係者との緊密な連携を図り,適正な歯科医療の確保に努めなければならない.

(3) 歯科予防処置における機械的操作

専門的な歯面清掃,歯面研磨,スケーリングには種々の方法があり,使用機器により操作や手法も異なるので,口腔状況によって適切な判断をしなければならない.また,操作は,安全で緻密な処置が要求される.歯面は複雑な形態をしており,操作に使用する機器類も鋭利なものが多い.複雑な歯面に器具を適合させて確実な操作を行うためには,処置を施す歯の解剖学的形態,組織や口腔粘膜,付着物や沈着物についての十分な知識と,使用する機器の特徴や使用法を熟知していなければならない.また,安全な操作を行うためには,手技についての十分な訓練が必要である.併せて,処置を行ううえでの安全管理や全身的疾患に対する配慮や口腔疾患との関係についての理解も必要である.

(4) 歯科予防処置における薬物・材料

う蝕予防処置は,術式のほか使用する薬物や材料に対する十分な知識が必要である.特に毒性や刺激性のある薬物を用いることがあるので,作用機序や安全性,操作上の注意について理解する.また,う蝕の予防効果について科学的に学習し,根拠に基づいて処置できる能力も必要である.具体的には,フッ化物歯面塗布法と小窩裂溝填塞法が,この薬物の塗布の範囲に含まれる.う蝕予防処置法は,口腔内状況によって手段を選ぶので,処置手順による予防効果についての理解が必要である.

また,社会状況にも配慮する必要がある.一部にう蝕予防のために用いるフッ化物応用に対する社会的批判があるので,フッ化物に対する十分な知識と,対象者や保護者への科学的な説明能力が求められる.

このように歯科予防処置を実践するためには,予防法についての適切な判断ができる知識,実践力を身につけていなければ,効果的なサービスはできないし,業務

の安全性もはかれない．歯科衛生士の業務独占としての専門領域であることを十分認識しておく．

2）歯科診療の補助

歯科診療の補助は，保健師助産師看護師法（略して保助看法）の第5条に「この法律において看護師とは，厚生労働大臣の免許を受けて，傷病者若しくはじょく婦に対する療養上の世話又は診療の補助を行うことを業とする者をいう」とあり，診療の補助は看護師（准看護師を含む）にしかできない業務独占であることが定められている．このうちの歯科診療の補助については，歯科衛生士法第2条第2項「保健師助産師看護師法第31条第1項及び第32条の規定に関わらず，歯科診療の補助をなすことを業とすることができる」とあるように，歯科衛生士法に定められている歯科衛生士の業務である．したがって，歯科診療の補助は，保健師助産師看護師法第5条の一部であるので，看護師と歯科衛生士の業務ということになる．

（1）医行為

医師，歯科医師，看護師，歯科衛生士等の免許を有さないものによる医行為は，医師法第17条，歯科医師法第17条，保助看法第31条および歯科衛生士法第13条，その他の関係法規によって禁止されている．法律のなかに医行為という定義がないため判例によって判断されてきている．

医行為は，「医師の医学的判断および技術をもってするのでなければ人体に危害を及ぼし，または危害を及ぼすおそれのある行為」と解釈される．医師，歯科医師でなければできない医行為と，看護師，歯科衛生士等が行う医行為に位置づけられている．

歯科医行為
歯科医行為の判断は社会的背景により流動的に考えられ，歯科医療では，①歯の切削，②切開や抜歯，③精密印象や咬合採得，④皮下注射や歯肉注射は歯科医行為として認識されています．

COFFEE BREAK

業務の範囲

歯科衛生士が行う歯科診療の補助の範囲は，法の文言に積極的な定義づけはありません．歯科診療の補助業務の範囲については，"歯科医行為の禁止"として歯科衛生士法第13条第2項に「歯科衛生士は，歯科診療の補助をなすにあたっては，主治の歯科医師の指示があった場合を除くほか，診療機械を使用し，医薬品を授与し，又は医薬品について指示をなし，その他歯科医師が行うのでなければ衛生上危害を生ずるおそれのある行為をしてはならない．ただし，臨時応急の手当をすることはさしつかえない」とあります．歯科医師の指示で行う行為も，指示のない臨時応急の手当を

する場合も，歯科衛生士自身の判断が非常に重要になります．

一部には，法の「主治の歯科医師の指示のあった場合を除くほか」という文言から，"歯科医師の指示"があれば何をやってもよいという解釈，"臨時応急手当"を拡大解釈する向きもあります．けれども，法の意味するところは専門職の業務に対する権利を守るためではありません．定めるところは，患者の安全の確保であり，保障されたサービスの提供であることを考えれば，歯科衛生士の能力に見合った業務範囲と解釈すべきです．

普段の業務では，一律に指示の適否を判断されるのではなく，患者の状態や行為の影響力，歯科衛生士の知識や技能の状態によって判断が異なる．

さらに，歯科診療の補助で注意しておかなければならないのは，歯科診療時のエックス線写真撮影である．エックス線照射は診療放射線技師法で規定した業務で，医師，歯科医師，診療放射線技師でなければ行えない業務独占となっている．

歯科衛生士法第2条第2項で歯科診療の補助を規定している．歯科診療の補助のことを，一般には歯科診療補助といっているが，歯科診療の補助は，業務をさす法的用語である．広義には歯科診療補助を歯科診療の補助のほか，歯科診療時の介助，診療室の管理や受付業務など，幅広い業務内容を包括して使われるが，狭義には歯科診療の補助だけをさす場合もある．

歯科診療の補助は，歯科医師の指示により業務を実践するが，主治の歯科医師の指示内容の確認や的確な手技，治療中の適切な判断や臨機応変な対応などの臨床能力が要求される．広義に使う歯科診療補助の業務範囲は広く，臨床の場では最も比率が多い．

歯科衛生業務は，①教育の内容，②個人の業務に対する力量（行為や責任能力），③患者の状態などを総合的に考えた結果で判断される．当然，養成教育や臨床での教育が満足でない範囲においては，医療倫理の面からしても避けるべきである．それが，法的性格を有する医療に携わる専門職としての倫理である．

また，具体的な業務の実践では，患者の状態，診療内容や診療がどのように進められるのかをよく理解していなければ，適切な歯科診療の補助はできない．歯科診療の流れのなかで，タイミングよく状況を判断しながら補助を行い，診療が円滑に行われることが求められる．それには，診療手順や用途を考えた器材の準備や取り扱いについても熟知しておく必要がある．また，患者の反応や要求に対しての適切な対応やコミュニケーション能力も必要で，幅広い総合的な能力が求められる．

3）歯科保健指導

（1）名称独占

歯科保健指導は，人びとが「自分の健康は自分で守る」という，自らの健康を築きあげ，健康的なライフスタイルを営めるように支援・援助をする業務である．習慣化した日常行動を望ましい歯科保健行動へと変容させることを意図としている．

歯科保健指導は誰が関わってもよいが，歯科衛生士あるいは紛らわしい名称を使って，あたかも専門職の指導のように見せかけた指導をすることを禁止している．歯科衛生士法第13条第7項に，名称使用の制限として「歯科衛生士でない者は，歯科衛生士又はこれに紛らわしい名称を使用してはならない」とある．したがって，歯科保健指導は歯科衛生士でなければその名称を使用して業務を行うことができない“名称独占”の業務である．

（2）歯科衛生士が行う歯科保健指導

歯科保健指導は，歯科衛生士法第2条第3項に規定されている．歯科衛生士が行

う対象者への歯科保健指導は，歯科衛生士以外の人が行うものとは異なる．

専門職として行う歯科保健指導は，質問票や検査データなどから，どのようなサービスが必要であるかを検討し，計画的に実施しなければならない．そして，サービスの提供も専門職としての対応が要求される．高齢社会を迎えた人口構造の変化は，人びとのライフスタイルを多様化させ，保健医療サービスのあり方を大きく変えている．歯科保健指導も QOL（生活の質）の向上を考えた対応，人びとの Well-being を考えた対策やヘルスプロモーションの視点からのサービスが望まれている．

臨床の場（歯科診療室など）では，ほとんどが対象者に対する個別対応の指導となるが，地域歯科保健活動では必要に応じて，集団および個を対象に他職種と連携しながら進められる．歯科保健指導では，対象者自らが健康に対する問題点を把握し，問題解決の必要性を認識し，自ら問題解決の方法を見出していけるように，対象者に動機づけをする能力が求められる．また，歯科衛生士が適切なサービスを行うためには，対象者のパーソナリティや生活背景などから相互理解を深めること，また，必要な情報を伝達する対話法や媒体の活用に関する知識も重要である．

> 第13条の3　歯科衛生士は，歯科保健指導をなすに当っては主治の歯科医師又は医師があるときは，その指示を受けなければならない
> 　　　　4　歯科衛生士は，歯科保健指導の業務に関して就業地を管轄する保健所の長の指示を受けたときは，これに従わなければならない

歯科保健指導の業務制限については，主治の歯科医師や医師がいる場合は指示を受けるが，いない場合は歯科衛生士の判断で実施することになる．そのような場面を常に想定しておかなければならない．

歯科衛生業務には幅広い知識が求められ，サービスの提供も専門職としての対応が要求される．また，業務の直接行為では，唾液や血液などに触れて処置を行うので，消毒や滅菌などの感染防止対策についての深い理解，事故に対する安全防止対策や偶発事故に対応できる能力も身につけておかなければならない．

3. 歯科衛生士の義務

1) 秘密を守る義務

1989（平成元）年の法改正により，歯科衛生士法第13条に守秘義務が規定された．

> 第13条の6　歯科衛生士は，正当な理由がなく，その業務上知り得た人の秘密を漏らしてはいけない．歯科衛生士でなくなった後においても，同様とする

人びとの健康のサポートをするためには，医療従事者どうしが情報を共有することがあるが，情報の共有は必要とする者に留めておかなくてはならない．専門職の間であっても，むやみに業務上知り得た人の秘密を漏らしてはならないし，慎重に扱わなければならない．法には罰則（懲役又は罰金）規定もあり，違反した場合は

Well-being
健康で幸せな状態，満足できる生活状態などと訳されます．

罰金が科せられるなど社会的責任は重い.

2）業務記録の記載並びに保存の義務

　歯科衛生士が業務を行った場合は，その実践した過程を業務記録として残し，3年間保管することが義務づけられている.

　歯科衛生業務の実践でサービスの質を保証し，よりよい歯科衛生ケアを提供するためには，正確に記録することが重要である．記録を残すことは提供したサービスが，適切な理論や判断によって導かれた結果であるか否かを評価するうえでの大切な資料となる.

歯科衛生ケア
ここでは直接的な内容・狭義の意味として，ケアという言葉を用いています.

3）患者への説明と患者の自己決定権

　健康は自分自身のものであり，自分でどのように健康を維持するかを決めることが重要視されるようになった．現在，いくつかの治療法があるとき，何を選択するかは，本人や家族の意思によって自由に決定することができる．したがって，医療従事者は患者のもつ権利を守るために，自由な選択ができるよう治療内容を詳しく説明することが必要である（インフォームド・コンセント，インフォームド・チョイス）.

4）医療安全（医薬品安全管理責任者および医療機器安全管理責任者の配置）

　提供された歯科衛生サービスは，安全に行われることが基本である．近年，医療の安全性に対する社会の関心は高まり，安全な医療を提供するための環境づくりが求められている.

歯科衛生サービス
ここでは広い業務内容の場合に用いています.

　2007年4月に「良質な医療を提供する体制の確立を図るための医療法等の一部を改正する法律」が施行され，歯科診療所においても安全管理体制の確保が義務づけられた．そのなかに，医薬品安全管理責任者および医療機器安全管理責任者の配置が義務づけられ，医師，歯科医師，薬剤師，看護師と並んで歯科衛生士が明記され，医療安全において重要な役割を担うことになった.

5）医療倫理

　歯科衛生業務の対象者の尊厳とその価値観を尊重し，医療人として社会的・職業的な倫理を実践することが必要である．また，歯科衛生サービスを受ける対象者は，適正なサービスを平等に受ける権利があり，プライバシーは完全に守秘されるものでなくてはならない．そして，提供された歯科衛生サービスは，科学的根拠に基づいて正しく評価され，最善，最良の選択であることが約束されなければならない（6章参照）.

❷─歯科衛生士の役割

1. 職業とは

　職業は，人びとの生活や社会にとって重要な意味をもっている．職に就くということは，生きるための生活手段でもあるが，社会の一員として職を通して社会に貢献していくことでもある．また，人は職業を通して社会との関わりの必要性を見出し，仕事に生きがいを感じ，生きる力を得るようになる．社会人となり職に就くと，1日の大半は仕事で占められるようになるので，自身が職業を通して，社会とどのように向き合って生活するのかがきわめて重要である．

　人にはそれぞれの個性があり，その人なりの生き方がある．どのような仕事をするかは，自分の適性をよく考えて選ぶことが大切である．また，どのような仕事を選ぶにしても，社会的使命を感じ，自分らしく誇りをもって，いきいきと過ごせるようにしたいものである．

2. 職業としての専門職

　職業には，経験を積み重ねて努力しなければできないもの，制度や法律によって定められた資格を取得しなければ，就けない職業もある．特別な専門知識や技術を要するものを専門職というが，専門職のほとんどは，制度や法律によって資格が定められているが，求められている要件も，レベルもさまざまである．

　医療には多くの専門職が存在する．医療職が他職種と異なるのは，人の生命と直接関わりのある業務であるということである．常に適切な処置と患者の安全性を考えた対応が必要で，責務は重く，高い専門性が要求される．

　日常，人とのかかわりで刃物を人に向けたり，傷をつけたり，無意味に身体に触れたりすることは，法律により禁じられている．また，社会的にみても異常行為であり，許されるものではない．しかし，医療職であればスケーラーを口腔内に入れて操作をしても，手術のために刃物で身体に傷をつけても，社会はそれを異常行為だとは受け取らないし，むしろ信頼して職能に身を委ね，法に触れることもない．医療職は特別な職種で，高度な専門知識や技術による安全なサービス，倫理性が求められることはいうまでもない．これを保障するのが専門職の教育制度や資格試験である．

　歯科衛生士が業務を行うためには，自身に求められている仕事に責任をもち，仕事を適切に果たせる能力があるか否かを判断して，業務にあたらなければならない．患者に危害が及ぶことのないように，常に安全性を考慮する義務がある．もし，これを逸脱してミスを犯し，事故が発生するようなことがあれば，当然，責任を負うことになり，専門職にある者の法的責任は重い．自身の法的な処分はもちろんであ

るが，業務を指示した歯科医師にも重い責任が及ぶことになる．

　身分法で定められている業務について，社会の枠組みのなかで職権が保障されているかのように専門職にある者が錯覚していることがあるが，これは大きな誤解である．資格は専門職の権威を示すものでも，保障するものでもない．人びとが安全で質の高いサービスを受けられるように，制度や法律によって資格を定めているのである．

　したがって，専門職にあるものは，自身が「やっている」，「これからしようとしている」業務を常に客観的に評価できることが大切である．必要な知識や技能が，自分に備わっているかどうかをよく吟味して関わらなければならない．そして，どのような事情があろうとも対象者に平等な保健医療サービスを提供する義務があることも忘れてはならない．

3. 歯科衛生士として求められる技能

　近年，職業は多様化し，業務は細分化され，細分化により職業の専門性が求められるようになってきている．

　歯科衛生士は，歯科診療室や地域保健活動の場を通して保健・医療職としての役割を，機能的かつ円滑に展開していかなければならない．業務を実践するためには，単に法的業務だけに専念すればよいというわけではない．卓越した能力をもっていても，与えられた業務範囲を忠実に遂行するだけでは対象者にとって適切なサービスにはならないこともある．対象者の要求に応じたサービスを的確に判断し，提供できる能力，包括した実践力を備える必要がある．

　歯科衛生業務は，歯科衛生過程を用いて科学的に思考し，理論的体系に基づいて実践されることが望ましい．実践とかけ離れた論理であってはならない．大切なことは，科学的・系統的に学んだ知識を基盤に，対象者のニーズに適応した歯科保健医療サービスを提供することである．歯科衛生士は常にサービスを必要とする対象者の側に立って，自分の目で観察し，信頼関係を構築しながら対応し，問題や悩みに共感的な態度をもつべきである．

　歯科衛生士は，人びとの歯・口腔の健康維持・増進のために，予防への支援，病気になったときには治療への援助，治療後は定期的な検査や経過観察，あるいはリハビリテーションなどを通して，人びとの生活の質が高められるような業務を展開することが必要である．健康障害は程度の差はあれ，その人の生活のあり方に影響を及ぼすようになると，生活の改善を迫られることになる．対象者の心理・社会的側面についてもサポートし，抱えた健康障害を受け入れた生活に適応できるように援助していくことも必要である．

　歯科診療室や地域保健活動での実践は，指示された内容をそのまま実践するのではなく，科学に基づいた計画的なケア，将来を見据えた目標に向かって実践する力，判断力が求められている．業務の実践は，歯科医師や医療従事者との連携のもとに，

アセスメントし，対象者の状況を判断し，不足している情報を補い，歯科衛生診断を行い，口腔状況の説明や歯科保健指導などを計画して，実施することになるので，業務をよく理解して，日常業務にあたらなければならない．

　歯科衛生業務の実践には，「態度」，「知識」，「技術」の3要素を十分身につけておく必要がある．

1）予防技術

　歯科衛生業務には，第一次予防から第三次予防までの技術が必要である．第一次予防は，疾患にならないように行うもので，専門的な歯面清掃・歯面研磨やスケーリング，フッ化物歯面塗布，小窩裂溝塡塞をはじめとする歯科衛生の重要な分野である．

　第二次予防は，歯周病の処置としてのスケーリングやルートプレーニング（SRP）などがある．

　第三次予防は，歯周治療後のメインテナンスであるSPT（サポーティブ・ペリオドンタル・セラピー）や口腔機能の向上を目指したリハビリテーションとしての機能訓練などがある．歯科衛生分野としての専門領域は，法律に規定された3つの業務がこれに関与して業務となり機能する．

2）保健行動を促進する技術

　口腔保健の維持増進をはかるために，情報やサービスを提供することにより，対象者自らが望ましい歯科保健行動に変容することが目的である．すなわち，"自分の健康は自分で守ること"を意識化させ，望ましい歯科保健行動に変容させることである．しかし，日常的に習慣化されている行動を変容させることは簡単ではない．また，専門職としてのケアは，計画的に実践されなければならない．

3）歯科治療に伴う臨床技術

　高度な医療サービスを提供するためには，常に新しい情報や必要な専門知識，技術を身につけていかなくてはならない．患者に直接行う対面行為が必要になるので，患者と医療従事者双方の安全確保ができるような手技の訓練が求められる．

4）支援するための基本能力

　歯科衛生業務を行ううえで最も大切なことは，人を相手にする仕事であると認識することである．いくら高度な技術をもっていても，患者とのコミュニケーションがとれなくては，歯科医療に携わる資格はない．患者との信頼関係のもとにサービスが提供されなければ，トラブルの原因や患者の医療への不信感につながることにもなりかねない．歯科衛生士としてのサービスを提供する前に，患者との信頼関係を構築することが必要である．

　個人の考え方や行動を尊重しながら対応することが重要で，対象者が安心して歯

科医療が受けられるよう努力しなければならない．それには，対象者と対面する場面を想定したコミュニケーション技術も習得しておく必要がある．

5） 他職種と協働できる協調性

　高齢社会の到来や保健医療を取り巻く環境・疾病構造の変化に伴い，リハビリテーションの必要性，重要性がいっそう増してきている．そのため，専門的な技術や知識を有する専門職の人材の確保が重要な課題となっている．歯科保健医療も例外ではなく，口腔機能の向上をはかっていくには，これまでの臨床中心の業務からどのように業務を進展させていけるかが重要である．歯科診療所に勤務する歯科衛生士にも在宅歯科診療や訪問指導をはじめとして，地域活動との連携が求められるようになってきている．地域保健活動の展開には，他職種との連携は不可欠でその専門性をよく理解し，それぞれの職業の特性を最大限に発揮できるような努力が必要である．歯科医療の専門職として，確固たる信念をもつことが重要である．職性を生かし，制度を最大限に活用して業務を実践し，ヘルスプロモーターの一員としての役割を担っていかなければならない．

6） 信頼性の高い臨床能力

　臨床の場における EBM の実践には，患者を支援するための情報を得て，自身で実際に確かめて，実感として捉えていくことが重要である．いくら質のよいエビデンスのある処置でも，自身の臨床的なデータがなければ，自信をもって患者に向き合うことはできない．それには，まず業務記録を残し，臨床データとして蓄積し，形にすることが必要である．日常の臨床のなかで，業務記録をもち寄り，情報を共有しながら事例検討を行い，信頼性の高い臨床能力を身につけていかなければならない．

7） 歯科衛生を科学する態度

　歯科衛生士はさまざまな場面を通して，人びとの生涯にわたる健康の維持増進に寄与し，ヘルスプロモーターとしての役割を果たすべきである．私たちが提供する歯科保健医療サービスは体験や経験だけで行えるものではない．研究するたゆまぬ努力や研鑽（けんさん）が必要である．日進月歩の歯科医療のなかで，社会のニーズに応え，信頼性の高い良質なサービスを提供するためにはエビデンスが必要で，そのためには専門分野の基礎研究や応用研究が欠かせない．

❸ ─関連法規

　歯科衛生業務を行うためには，関連する法について理解する必要がある．歯科診療所においても医療保険や社会保険制度の仕組み，法規などについての知識が必要である．地域における歯科衛生活動は，母子保健法や健康増進法などの関連法規に

基づいて実践されている．また，多職種と連携・協働していくためには，他の職種に関連する法についても理解する必要がある．

法律は体系的原理に基づいてつくられている．法には最上位に憲法があり，法律は憲法に基づいて，国の立法機関である国会の議決によって制定される．法律の施行に関する事務上の細則は，行政機関である内閣または各省の大臣によって制定される．内閣が制定するものを政令，各大臣が制定するものを省令，各外局の長や委員会によって発せられるものを規則という．そのほかの行政機関が決定した事項について，公式に発表したものを告示という．

歯科衛生業務を実践するときに，具体的に関係するものには，「歯科衛生士法」，「歯科衛生士法施行令」，「歯科衛生士法施行規則」があり，教育関係として「歯科衛生士学校養成所指定規則」がある．「歯科衛生士法施行令」は，歯科衛生士法を施行するために定められた政令であり，「歯科衛生士法」や「歯科衛生士法施行令」を執行するために，「歯科衛生士法施行規則」の省令がある．また，歯科衛生士法を受けた別の省令として「歯科衛生士学校養成所指定規則」がある．

密接に関係するものとしては，歯科保健に関する施策を定めた「歯科口腔保健の推進に関する法律」や病院や診療所など医療施設に関して定められている「医療法」，身分と業務に関して定められている「歯科医師法」や「歯科技工士法」，「医師法」などがある．

また，地域保健においては，「地域保健法」が主体となり，一般的な健康増進に関するものとして「健康増進法」や「食育基本法」がある．各ライフステージによって，「母子保健法」，「児童福祉法」，「学校保健安全法」，「労働安全衛生法」，「高齢者の医療の確保に関する法律」，「介護保険法」などの保健や福祉に関連した法がある．

障害者への支援に対しては，「障害者総合支援法」，「発達障害者支援法」がある．その他，「健康保険法」や「国民健康保険法」，「生活保護法」といった医療保険や社会福祉関連の法律と関連している（『歯科衛生学シリーズ　保健・医療・福祉の制度』参照）．

❹—安全管理

近年，医療の安全性に対する社会の関心は高く，安全な医療を提供するための環境づくりを行うとともに，法制面での医療安全防止対策の整備が急がれ，さまざまな取り組みが行われるようになった．

医療事故とは，医療に関わる場所で医療の全過程において発生するすべての人身事故の総称である．事故と同義の用語として，アクシデントが用いられることもある．また，ヒヤリ・ハットは，日常業務を行っているときに予期しないことが起こり，危うく事故になりそうだったが事故に至らず，ヒヤッとしたりハッとした事象に対して使用される．インシデントは事故は起こったが人に危害が及んでいない事故も含めたものをさし，日本ではヒヤリ・ハットとして使用される場合もある[1]（表5-1）．

表 5-1　用語の定義

医療事故	医療にかかわる場所で，医療の全過程において発生する人身事故一切を包括し医療従事者が被害者である場合や廊下で転倒した場合を含む
医療過誤	医療事故の発生の原因に医療機関・医療従事者に過失があるものをいう
インシデント	日常診療の場で，誤った医療行為などが患者に実施される前に発見されたものあるいは，誤った医療行為などが実施されたが，結果として患者に影響を及ぼすに至らなかったものをいう 同義として「ヒヤリ・ハット」を用いる
アクシデント	通常，医療事故に相当する用語として用いる 同義として「事故」を用いる

　安全管理体制の整備については，2002 年に病院や有床診療所における安全管理体制が義務づけられ，2007 年「良質な医療を提供する体制の確立をはかるための医療法等の一部を改正する法律」が施行され，歯科診療所においても安全管理体制の確保が義務づけられた[2]．無床の小規模診療所においても医薬品安全管理責任者および医療機器安全管理責任者の配置が義務づけられ，医師，歯科医師，薬剤師，看護師らとともに，歯科衛生士が明記され，医療安全面でも重要な役割を担うようになった．このことにより，歯科衛生士の業務がさらに拡大され，安全管理や感染予防に関する知識や技術，マネジメントしていく能力が必要となってきた．

　歯科衛生業務は鋭利な器具の取り扱いや，緻密で繊細さを要求される業務が多いため，日常的に事故やインシデントの起こるリスクが高い環境にあるといえる．

　Heinrich[3]は労働災害事故の研究を通じて「1 件の重大な事故の背景には，29 の軽微な事故と，300 の傷害には至らなかった事故（インシデント）がある」と述べている．これは，インシデントを減少させることができれば，重大事故を減らし，未然に防ぐことができるといえる．歯科衛生士が業務を行う現場においても，重大事故になる前に，インシデントの段階で未然に防ぐこと，そして，未然にリスクを察知して自ら安全な行動がとれるようにすることが大切である．

　歯科衛生士の活躍の場が広がり，歯科診療室だけでなく施設や在宅でも業務を行うことが増えたが，常に対象者の安全を第一に考え行動することが求められる．歯科衛生業務を行う場の拡大に伴い，多職種と連携・協働し，組織としてシステムを構築して，情報を共有し安全管理に取り組んでいくことが求められる．

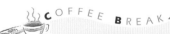

COFFEE BREAK

手術患者取り違い事件

　医療への安全性が求められるきっかけとなったのは，1999 年 1 月に横浜市立大学医学部附属病院で発生した手術患者取り違い事件でした．

　厚生労働省は，2001 年，医政局総務課に医療安全推進室を設置し，医療安全に総合的に取り組むことを開始しました．そして，医療安全対策ネットワーク事業として医療事故情報やヒヤリ・ハット事例の収集を始め，2004 年からは，その事業を財団法人日本医療評価機構に委託し，情報収集・分析をして情報提供を行っています．

1. リスクマネジメント

　事故を防止して，より質の高い医療を提供するためには，事故やインシデントについて，なぜ起こってしまったのか原因を分析し，対策を講じていくことが重要である．万が一，事故やインシデントが起こったときには，個人の責任を追及するよりも原因の追及が大切である．そこで必要なのが，リスクマネジメントの考え方である．

　リスクマネジメントは医療安全管理と同義として用いられ，事故を発生させないように予防すること，事故が発生した場合に適切な対応をして再発防止を行うことが重要である．

　また，リスクマネジメントは産業界で経営管理手法として用いられており，事故を未然に防止することや，発生した事故を速やかに処理することにより，組織の損害を最小限にとどめることを目的としている．

　医療現場においても取り入れられるようになり，リスクを管理して，人びとの安全をどのように管理するかに重点が置かれている．まずどこにリスクがあるのかを把握することから始める．リスクとは事故発生の可能性であり，把握するためには情報収集が必要である．起こってしまった事故やインシデントから，そのミスがどのような原因で起こったのかを分析して，予防策を検討・実施していく．そして，その結果がどうであったかをフィードバックしていくことがリスクマネジメントのプロセスである．医療の質の向上や医療事故防止には，組織的にリスクマネジメントに臨むことが必要である．リスクを把握・分析し，対策を検討するときには，現場での規則や業務の手順についてよく話し合い，どのように業務を行っていくかマニュアルを作成して，共通理解のもと実施することが望ましい．

1）事故防止対策

　アクシデントやインシデントはヒューマンエラーが直接原因であることが多く，システムの問題によって引き起こされているといわれている．事故を起こしてし

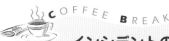

COFFEE BREAK

インシデントの事例報告

　日本医療評価機構からの報告によると，インシデントは，医療現場において 2009 年 1 月から 12 月までに 22 万 3,981 件報告されました．歯科衛生業務に関連して発生するインシデントについては，日本歯科衛生士会の「歯科衛生士の勤務実態調査報告」（平成 22 年 3 月）によると，歯科診療室では「患者の衣服などに薬剤・印象材などが付着しそうになった」，「患者や術者に注射針や鋭利な器具類を刺しそうになった」，「カルテと違う患者を治療台に誘導しそうになった」などが，訪問歯科では「口腔ケア中のむせ，誤嚥」や「拒否および咬反射による咬傷」，「口腔ケア時の出血」などが多く報告されました[4]．

まった者は意図的にミスをしたわけではない．1つのことに集中していると，それ以外のことがおろそかになってしまったり，ほかに気が回らなくなり，忘れたり，勘違いを起こして，事故に至ってしまうことがある．このように，ヒューマンエラーは，人が起こす間違いであり，人の心理的特性や環境によって引き起こされる．ヒューマンエラー分析の専門家である Reason[5,6]は，人の認知段階によってヒューマンエラーを分類し，計画段階で間違いが起こったために起こるエラーと計画は正しいが記憶や実行段階での間違いによるエラーがあると述べている（**表 5-2**）．どのような状況や環境でエラーが発生したかを分析することは，再発防止を考えるうえで重要である．

　ヒューマンエラーは誰にでも起こる可能性があり，エラーが起こらないように発生予防と拡大予防を行っていくことが重要である（**図 5-1**）．そのためには，「ヒューマン」，「ハード」，「ソフト」の3つの面からのアプローチが必要となる．「ヒューマン」については，個人能力を高めていくことが求められる．人は同じようなエラーを繰り返す傾向があり，エラーのパターンを各自が認識することで，思考や行動を変容させることができるため，メタ認知能力やリスク感性を高めていくことが重要である．そして，危険を察知したり，エラーを起こしても早めに気づき，判断・対処していく能力，および事故防止に関する知識と技術を習得し，臨床能力や問題解決能力が求められる．常に自分自身にどのような思考や行動の特徴があるかを認識し，自分の行動に間違いがないか，行動を振り返り評価していくことが重要となる．

　「ハード」，「ソフト」については，エラーが起こらないようなシステムの構築やエ

メタ認知能力
自分をモニタリングしてコントロールする力のことです．

表5-2　ヒューマンエラーの分類

mistake （計画）	思い違い 誤解	思いこみ	判断ミス	知識不足
lapses （記憶）	やり忘れ	ど忘れ	抜け	記憶の欠如
slip （実行）	確認不足 見間違い	観察不足 注意不足	うっかり間違い	しそこない

（Reason による分類より）

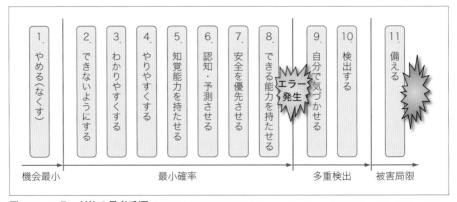

図5-1　エラー対策の思考手順 （河野龍太郎：医療におけるヒューマンエラー．医学書院，東京，2004．より）

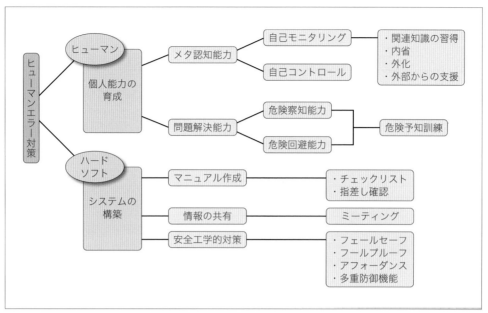

図5-2　ヒューマンエラー対策

ラーを外部から気づかせるような工夫をするなど組織として取り組んでいく．システムの構築については，業務のシステムや環境整備について検討し，エラーが起きても事故につながりにくく，事故が起こってしまったときには拡大を食い止められるようなものが必要である．

　また，安全工学の技術を取り入れた対策も効果的である．①エラーが起こらないような仕組み（フールプルーフ），②傷害に至らない仕組み（フェールセーフ），③適切な行為を自然に誘う仕組み（アフォーダンス），④1つがだめでもその次で防ぐ（多重防御機構）などがある．このようなシステムは，医療器機に導入されるようになってきている（**図5-2**）．

2）　事故発生時の対応

　事故が発生したときには，速やかに報告し対処することが重要である．そのため事前にマニュアルを作成し周知徹底させておく．マニュアル作成時にはよく話し合い，業務について安全の観点から見直し，標準化，統一化をはかっていく．そして，計画・実行・評価というステップで常に見直しをしていかなければならない．

　事故発生後は再度繰り返さないようにインシデント報告書（インシデントレポート）を作成し，事故防止の再発に努める．事故報告をすることで，自ら事故やインシデントが起こらないよう注意できる．報告は，迅速に行い，複雑な書式は避け，誰にでもわかりやすいものでなければならない（**図5-3**）．

　報告書には次の項目を記載する．

　①発生日時，場所

院内　ヒヤリ・ハット事例　報告書

報告日　　年　　月　　日

職種	歯科医師，歯科衛生士，歯科助手，受付，その他（　　　　）
経験年数	（　　　）年
発生曜日・時間	月・火・水・木・金・土・日　　（午前・午後）
仕事の内容	受付・対応，診断，説明・同意，口腔外科，補綴，保存，歯周，矯正，インプラント，予防，レントゲン，投薬，麻酔，診療補助，施設管理，器剤管理，その他（　　　　）

事例

そのときの対応

教訓・回避方法（上記の体験で得た教訓・アドバイス）

＿＿＿＿＿＿＿＿歯科医院

図5-3　インシデント報告書例（歯科医療安全対策委員会）

　　②患者の情報（性別，年齢）
　　③該当する医療従事者の情報（氏名・経験年数など）
　　④事故の状況
　　⑤防止策・対応策

3）　情報の共有とコミュニケーション

　起こってしまった事故やミスは，否定するのではなく，失敗体験を通して，事故を共有し，同じミスが起こらないよう積極的かつ組織的に安全対策に取り組むことが大切である．

　インシデント報告書は，ヒューマンエラーの発生要因を分析し，他者が情報を共有し，次の事故防止に生かす目的で実施されている．事故を起こしてしまったときには，隠したりごまかしたりせずに事実を報告し，当事者以外の者は，事故は自分にも起こりうることと認識することが必要である．当事者の心理状況も考慮して，

常に報告しやすい環境づくりと心理サポートを行っていくことが望ましい.

　安全対策では対象者との情報の共有も重要な鍵となる.歯科衛生士と対象者との信頼関係の構築にもつながるため,リスクを含めた必要な情報を提供していく.また,対象者が納得して歯科衛生を受けられるように,対象者が参加できるような環境づくりが必要である.

　信頼関係の構築や情報の共有には,歯科医師,同僚,他の医療関連職種,そして対象者とのコミュニケーション能力が求められる.コミュニケーションには「情報や知識を伝達したり,獲得したり,問題解決をする目的で行うもの」と「相手と親しい関係を維持することを目的として行うもの」[7]の2種類があり,歯科衛生業務を実践するときには,どちらも必要なものである.地域や臨床の場で,間違って情報が伝わったり,必要な情報が伝わらないなど,コミュニケーション不足が事故につながる場合も多いため,コミュニケーション能力を高めておくことは大切である.

4）法的責任

　歯科衛生士は専門職として業務を行ううえで,事故に遭遇する可能性が常にあり,さまざまな法的責任を負い,医療訴訟などに巻き込まれることがあることも頭に入れておく.歯科衛生士が医療過誤を犯した場合,歯科衛生士の個人責任は,民事責任,刑事責任,雇用上の処分,行政処分に分かれる.

　法的な用語として「医療紛争」,「医療事故」,「医療過誤」があり,それぞれ意味が異なる.

　医療紛争：医療従事者と患者との人間関係のもつれのことをさす.
　医療事故：医療に関して起こる事故のことで,不可抗力で起こる事故も含まれる.
　医療過誤：医療事故で,歯科衛生士などの医療従事者,医療機関に過失がある場合をいう.

　過失とは医療従事者として事故が起こるのが予測されたにも関わらず,事故を避けるための防止措置をとらなかった場合をさす.

（1）民事責任

　歯科衛生士が業務上の過失により患者の身体生命に被害を生じさせた場合には,民事上の賠償責任が生じる（民法第709条・第415条）.実際には,歯科衛生士が歯科医師に雇用されていることが多く,歯科衛生士が医療過誤を犯した場合は雇用している歯科医師が責任者責任とよばれる法的責任を負うことになっている（民法第715条）.しかし,歯科衛生士が単独で責任を問われる場合や,歯科医師が賠償金を支払った場合には,一部またはすべての負担を負うことも十分考えられる.このような事態に備えて,歯科衛生士にも賠償責任保険の拡充が必要となってきている.

（2）刑事責任

　注意義務を怠り,医療過誤を犯した結果,他人を死に至らしめたり,傷害を与えた場合,刑事上は業務上過失致死傷罪（刑法第211条）に該当する.

歯科衛生士賠償責任保険制度
日本歯科衛生士会では,会員を対象に「歯科衛生士賠償責任保険制度」を創設し,歯科衛生業務の際に,法律上負担しなければならない場合の損害賠償責任を補償しています.
ただし,任意保険であり,加入が強制されているわけではありません.

（3）雇用上の処分

　医療過誤を犯した場合には，雇用主から免職・停職・減給・戒告などの処分を受けることになる．

（4）行政処分

　医療過誤を犯した場合，免許の停止や取り消し処分を受ける可能性もある．

2. 感染予防対策

　近年，医療の安全と質の確保が注目され，感染予防対策は最も重要な領域の1つである．感染予防対策については，各国で法律の制定や，感染予防に関するガイドラインを作成するなどの取り組みが行われている．多くの医療事故と同様，医療関連感染の原因は組織のシステムによるところが大きく，医療従事者の個人的努力だけでは限界があるため，医療機関全体で感染を管理していく仕組みを確立していくことが求められる．具体的な方策は，疫学的に有効であり，可能な限りエビデンスに基づいたものでなければならない．

　CDC（Centers for Disease Control and Prevention；米国疾病予防管理センター）や職業安全健康管理局，厚生労働省などが感染予防策についての指針を出し対策を行っている．2007年4月に施行された改正医療法では，①感染予防対策について院内感染対策指針を策定すること，②具体的なマニュアルの作成とマニュアルの点検，見直しを行うことが述べられている．

　歯科衛生士が業務を展開する場では，直接対面して行う行為や診療の補助により，血液や唾液に触れ，鋭利な器具を取り扱う機会も多いため，針刺し事故や切創などの危険が常にある．そのため，感染予防対策を実施することが重要である．感染予防対策は科学的根拠に基づいて実施されなければならない．また，医療従事者だけでなく，対象者も守られていることが大切である．

1）感染予防対策の基本知識

　感染症は細菌やウイルスなどの病原体が体内に侵入し，増殖して発熱や痛みなどの臨床症状が起こった状態をいう．発症の要因には「感染源」，「感染経路」，「宿主の感受性」の3つがある．感染を予防するためには，これらの要因について適切な対策を行うことが必要となる．そして，感染の発生を未然に防止し，発生した場合には，感染症が拡大しないように速やかに制圧することが重要である．

　現在では，スタンダードプレコーション（標準予防策）と感染経路別予防策を実施することが，感染予防対策の基本となっている．これは，1996年にCDCが作成したガイドライン（「病院における隔離予防策のためのガイドライン」）[8]により提唱され，医療従事者の間の感染性微生物の医療関連感染の予防を目的としている．スタンダードプレコーションとは，すべての患者の血液，体液（汗を除く），排泄物や粘膜，創傷皮膚などを感染のリスクがあるものとして扱い，体内へ病原体が侵入し

隔離予防策のためのガイドライン
2007年には「隔離予防策のためのガイドライン」[9]が発表され，スタンダードプレコーションのなかに，呼吸器衛生/咳エチケットが新たに追加されました．

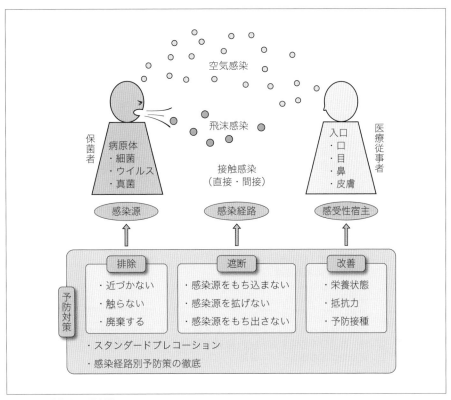

図5-4　感染と予防対策

ないように対策を行うことで，医療現場だけでなく，在宅などケアを行うすべての場で用いられる．

　針刺し切創事故防止のために，注射針のリキャップ禁止や感染性廃棄物は専用容器に廃棄するなどの対応が必要となる．

　結核やインフルエンザなど特定の疾患は空気媒介，飛沫あるいは接触（くしゃみ，咳，皮膚接触）により伝播する可能性があり，このような疾患が診断あるいは推定される場合には，スタンダードプレコーションに加えて感染経路別予防策を行わなければならない．感染経路別予防策には「接触予防策」，「飛沫予防策」，「空気予防策」があり，感染経路を把握し，予防対策を行うことが重要である（**図5-4，表5-3**）．

2）　感染予防対策の実践

　歯科衛生活動の現場では，常に口腔粘膜や血液に触れることが多く，血液曝露によって感染する微生物（HIV，HBV，HCVなど）の存在を想定してスタンダードプレコーションを実施しなければならない．また，飛沫あるいは咳やくしゃみなどの接触を媒介とした感染予防対策を十分に行わなければならない．その感染経路には以下のものが考えられる．

表 5-3　感染経路予防策の概略

	標準予防策	空気予防策	飛沫予防策	接触予防策
感染媒体	・血液，体液 ・分泌物，排泄物 ・創のある皮膚，粘膜	・5 μm 以下の飛沫核粒子 ・空気の流れにより飛散する	・5 μm を超える飛沫粒子 ・微生物を含む飛沫が短い距離（1 m 以内）を飛ぶ ・飛沫は床に落ちる	〈直接接触感染〉 ・直接接触して伝播 ・皮膚同士の接触 ・患者ケア時など 〈間接接触感染〉 ・汚染された器具や環境などを介して
主な疾患および微生物	感染症の有無に関わらずすべての患者に適応される	結核，麻疹，水痘	インフルエンザ，流行性耳下腺炎，風疹など	腸管出血大腸菌，MRSA，C. difficile，緑膿菌など
手洗い*	・血液，体液，創のある皮膚，粘膜に接触後 ・手袋を外した後 ・普通石けん使用			・患者接触時，汚染表面接触時に手洗い
手袋	・血液，体液，分泌物，排泄物，創のある皮膚，粘膜に接触時 ・使用後，速やかに外し，手洗い			・患者ケア時手袋を着用 ・汚染物に触った後は交換 ・部屋を出る前には外し，手洗い
マスク・ゴーグル	・血液や体液が飛散し，目，鼻，口を汚染する可能性がある場合	部屋に入る時にタイプN95 微粒子用マスクを着用	2 m 以内で働く時マスクを着用	
ガウン	・血液，体液，分泌物，排泄物で衣服が汚染する可能性がある場合 ・汚染されたガウンは直ちに脱ぎ手洗いする			・患者，環境表面，物品と接触する可能性がある場合 ・部屋に入る時着用し，退室前に脱ぐ
器具	・汚染した器具は，粘膜，衣服，環境などを汚染しないように注意 ・再使用のものは清潔であることを確認			・できる限り専用とする ・専用でない場合は他患者に使用前に消毒
リネン	汚染されたリネンは，粘膜，衣服，ほかの患者や環境を汚染しないように扱う			
患者配置	環境を汚染させるおそれのある患者は個室隔離	個室隔離 部屋の条件 ①陰圧，②6 回/時以上の換気，③院外（HEPA フィルター）排気	個室隔離あるいは集団隔離の場合はベッドを 2 m 離す	個室隔離あるいは集団隔離あるいは患者の排菌状態や疫学統計に基づき対応を考慮
患者移送		・制限する ・部屋から出る場合にはサージカルマスクを着用させる	・制限する ・部屋から出る場合にはマスクを着用させる	・制限する

*流水と石けんがすぐに利用できない場合は，アルコールをベースとした速乾式手指消毒を用いてもよい.

（国公立大学附属病院感染対策協議会編：病院感染対策ガイドライン　改訂第 2 版．じほう，東京，2015.）

①血液，唾液などの体液との直接接触

②器具，環境表面などの汚染物との間接接触

③感染者のくしゃみや会話などで放出された飛沫との鼻腔，口腔粘膜，粘膜での

　　　接触

　④空気感染性の微生物の吸入

　接触感染は医療従事者から対象者へ，また，対象者から医療従事者へ，また，対象者どうしの間で病原体が伝播したり，汚染された器具から器具といった経路によって伝播する．手洗いの不備や不十分な器具の処理が原因といわれているため，手洗いをしっかり行い，防護用具の着用を徹底しなければならない．また，再使用する器具については，滅菌・消毒・洗浄の処理を的確に行う．

　環境表面についてはバリアによる保護や洗浄・消毒の処理を行うことが望ましい．

　感染予防対策は，感染経路を理解し，適切な場面で適切に行わなければならず，感染リスクを考慮した対策が必要である．

（1）歯科診療室における感染予防対策の実践

　歯科診療室や機器の適切な管理を行い，清潔域と不潔域が混同しないように配置などに注意する．診療にあたっては，必要に応じてグローブ，ゴーグル，マスクなどの防護具を正しく着用し，血液や体液が直接接触しないようにする．また，日頃から健康管理に十分注意し，インフルエンザやB型肝炎などのワクチン接種をしておくことも必要である．

　そして，患者の既往歴を把握し，体調の確認を行う．患者には，診療前後に洗口剤で洗口を行ってもらい，病原体の数を減らし感染のリスクを減らすようにする．

　診療中には，鋭利な器具による切創や針刺しによる感染を防ぐため，リキャップをしないなど事故防止対策を徹底し，安全に業務を行う．安全装置のついた針や鋭利な器具を廃棄するための容器などを利用することも必要である．

　治療後は使用済みの器具類の取り扱いに注意し，適切な処理を行う．また，注射針や血液のついたガーゼ，綿花などの感染性廃棄物については，ほかの廃棄物と別にして，形状によって分類し，決められた容器に格納し，バイオハザードマークを添付し処理を行う（『歯科衛生学シリーズ　歯科診療補助論』参照）．

（2）施設や在宅における感染予防対策の実践

　歯科衛生士の活動の場が広がり，歯科診療室や病院だけではなく施設や在宅でも業務を行うことが増えてきた．そのため，歯科診療室のなかに限らず，業務を行うすべての場において，感染予防対策を行うことが必要である．

　在宅や施設は生活の場であり，歯科診療室での感染予防対策の環境とは異なる場面が多い．しかし，「病原体を外部からもち込まない，広げない，もち出さない」という基本的な考え方に変わりはないので，しっかりとスタンダードプレコーションを実施し，使用した器材は適切に処理をすることが重要である．

　また，歯科診療室以外の場で業務を行うときには，必要な器械，器具を運搬し移動させなければならないため清潔・不潔の区別をしっかり行うこと，安全にスムーズに移動する工夫をすることが大切である．また，在宅では設備が整っていない場合が多いため，使用後の器材および廃棄物の処理などにも十分注意する．

64

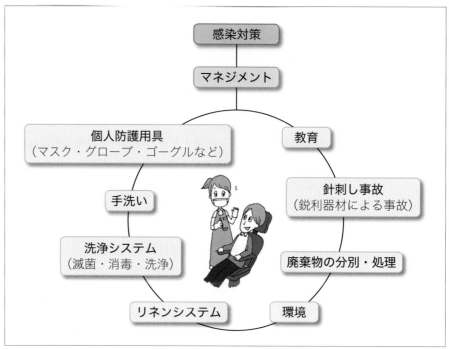

図 5-5　感染対策

（3）システムの構築

　感染予防対策を実施する際には，現場に合ったシステムを構築し，組織的に取り組む必要がある（図 5-5）．

　システムを検討するときには，推奨されているガイドラインに沿って構築することが望ましいが，その現場で可能かどうかよく検討しなければならない．2003 年にCDC が発表した「歯科医療における感染管理のための CDC ガイドライン」[10]では，疾患伝播を予防し，そのリスクを低減できるような感染管理プログラムの策定の必要性が示されている．具体的にはスタンダードプレコーションと感染経路別予防策を遵守すること，職業曝露対策の実施，手指衛生や防護具の着用，環境整備や器具の滅菌・消毒などの対策が勧告されている．このようなガイドラインをもとに，現場に合ったマニュアルを作成し，誰もが実施できるようにしておく．そして，マニュアルは随時見直しを行い，その都度周知徹底させることが必要である．

参 考 文 献

1) 厚生労働省：医療安全推進総合対策―医療事故を未然に防止するために―（http:www.mhlw.go.jp/topics/2001/0110/tp1030-1y.html）．
2) 厚生労働省：良質な医療を提供する体制の確立を図るための医療等の一部を改正する法律の一部の施行について．医政発第 0330010 号　平成 19 年 3 月 30 日．
3) Heinrich, H. W., et al.：Industrial Accident Prevention. 5th ed. McGraw-Hill, 1980.（H・W・ハインリッヒ/井上威恭監修：ハインリッヒ産業災害防止論．海文堂，1982.）

4）日本歯科衛生士会：歯科衛生士の勤務実態調査報告書（平成 17 年 3 月）．

5）鈴木俊夫：歯科衛生士のヒヤリ・ハットの事例と対策―医療事故になる前に―．口腔保健協会，2006．

6）Reason, J.：Human error, Cambridge University Press. 1990.（ジェームズ・リーズン著／林喜男訳：ヒューマンエラー．海文堂，1994.）

7）山内桂子：特集 医療事故を防ぐために　医療事故とコミュニケーション．看護，56（2），2004．

8）小林寛伊監訳：病院における隔離予防策のための CDC 最新ガイドライン．Infection Control 別冊，メディカ出版，1996．

9）矢野邦夫，向野賢治訳・編：改訂 2 版　医療現場における隔離予防策のための CDC ガイドライン―感染性微生物の伝播予防のために―．メディカ出版，大阪，2007．

10）満田年宏，丸森英史監訳：歯科医療における感染管理のための CDC ガイドライン．

11）Willkins, E. M. 著／石川達也校閲／布施祐二，眞木吉信，松井恭平，松崎　晃監訳／全国歯科衛生士教育協議会監修：歯科衛生士の臨床　原著第 9 版，医歯薬出版，東京，2008．

12）全国歯科衛生士教育協議会編：新歯科衛生士教本　歯科衛生士概論　第 2 版．医歯薬出版，東京，2009．

13）全国歯科衛生士教育協議会編：新歯科衛生士教本　口腔衛生学・歯科衛生統計．医歯薬出版，東京，2010．

14）荒川浩久ほか編：歯科衛生士テキスト　口腔衛生学　第 2 版．学建書院，東京，2009．

15）全国歯科衛生士教育協議会編：新歯科衛生士教本　衛生学・公衆衛生学．医歯薬出版，東京，2010．

16）全国歯科衛生士教育協議会編：新歯科衛生士教本　衛生行政・社会福祉　第 2 版．医歯薬出版，東京，2010．

17）全国歯科衛生士教育協議会監修：最新歯科衛生士教本　歯・口腔の健康と予防に関わる人間と社会の仕組み 1 保健生態学　第 3 版．医歯薬出版，東京，2019．

18）川村佐和子ほか：ナーシング・グラフィカ⑯　基礎看護学―看護学概論　第 3 版．メディア出版，東京，2009．

19）眞木吉信ほか：歯科衛生士教育サブテキスト　臨地実習 HAND BOOK．クインテッセンス出版，東京，2009．

20）山本智美：歯科衛生業務における安全管理についての基礎的研究．静岡県立大学短期大学部研究紀要第 19-W 号，2005．

21）厚生労働省：医療安全管理者の業務指針および育成のための研修プログラム作成指針―医療安全管理者の質の向上のために―（平成 19 年 3 月）．

22）ICHG 研究会編：歯科訪問診療における感染予防対策の基本と実際，砂書房，東京，2004．

23）ICHG 研究会編：歯科医療における院内感染予防対策マニュアル＆研修テキスト．医歯薬出版，東京，2007．

24）ICHG 研究会編：歯科医療における院内感染予防対策と滅菌・消毒・洗浄．医歯薬出版，東京，2002．

25）全国歯科衛生士教育協議会監修：最新歯科衛生士教本　歯科診療補助論　第 2 版．医歯薬出版，東京，2017．

26）厚生労働省医政局：医療施設における院内感染の防止について．（http:www.mhlw.go.jp/topics/2005/02/dl/tp0202-1.pdf）

27）国公立大学附属病院感染対策協議会編：病院感染対策ガイドライン　改訂第2版．じほう，東京，2015

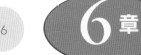

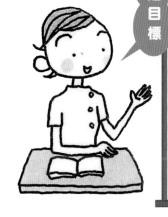

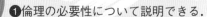

6章 歯科衛生士と 医療倫理

到達目標

❶倫理の必要性について説明できる.
❷医の倫理について概説できる.
❸歯科衛生と倫理について説明できる.
❹インフォームド・コンセントについて説明できる.
❺インフォームド・チョイスについて説明できる.
❻セカンドオピニオンについて説明できる.

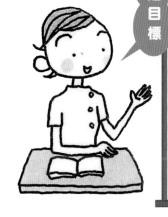

❶ ─ 倫理の必要性

　「倫理的に考えること」とは,「いま, 何をどうするべきか」,「いま, 何をするのが最もよいことなのか」,「どのような判断が最も適切なのか」を考えながら行動することであり, 多くの人びとが日常的に行っていることである.

　これは医療現場においても例外ではなく, 医療の発展・進歩とともに, 医療従事者はさまざまな問題のなかで倫理的判断を迫られる. 日々直面する問題に対して, より適切な行動がとれるよう, いかに判断し, どのように行動するかを考える倫理的考察が必要とされている.

1. 倫理とは

　一般に倫理とは, 社会生活において, 人として守るべき道である. 道は, 規範(ルール) であり, 規範の原理である. 人間は誰もが人間らしく, 幸せに生きたいと願っている. そして, その欲求を自由に求めるのは生まれながらの権利である. 各人が互いに相手の権利を尊重し, 自分の義務を果たすことによって初めて自分の自由, すなわち権利も実現する. そのためには, 人間どうしが互いに相手のことを考えて自分を律する規範(ルール) が必要となる. 人間は規範を守ることによって初めて, 人間らしく, 幸せに生きていくことができる.

2. 倫理と価値観

　倫理的行為は，その行為が相手にとって本当によいことかどうか，相手の立場に立って状況を考えたうえで行われる．すなわち，もし自分がその立場に立ったとしたらこうしてもらいたいと思うようなことを，相手に対しても積極的に行い，また，自分だったらしてほしくないと思うことは相手に対して差し控え，行動してはならないということである．つまり，相手の置かれた状況をよく理解し，その価値観を判断して行動するということである．

　価値観は，生育環境，社会，文化，職業などさまざまなものの影響を受けて形成される．

❷ ―医の倫理と患者の権利 （表6-1）

1. 医師の職業倫理
―伝統的な医の倫理から現代の医の倫理へ―

　伝統的な医の倫理として代表されるのが「ヒポクラテスの誓い」である．ヒポクラテスは紀元前5世紀に生まれたギリシャの医師で，それ以前の呪術的医療を排し，科学的視点に基づく医学を発展させる基礎をつくったといわれ，「医学の父」と称される．ヒポクラテスの誓いには，人命を尊重し，患者のための医療を施すこと，患者らの秘密を守る義務などについて述べられている．紀元前にこのような職業倫理を打ち立てたことは高く評価されている．この伝統的な医の倫理は1948年にジュネーブで開催された，第2回世界医師会総会で採択された「ジュネーブ宣言」にも受け継がれた．その後，医療を取り巻くさまざまな問題に対処できるように数次の改定を経て，ジュネーブ宣言はその時代の先端医学・医療に見合った，現代化したものに至っている．また，1949年にはジュネーブ宣言を敷衍した「国際医の倫理綱領」が第3回世界医師会総会で採択された．

2. 人を対象とする医学研究の倫理

　人を対象とする医学研究の倫理は，第二次世界大戦中，ナチス政権下のドイツで行われた数々の非人道的人体実験に対する反省から生まれた「ニュルンベルク綱領」に始まる．ニュルンベルク綱領には「人体実験」において遵守されるべき倫理原則が書かれており，被験者の「自発的同意」を不可欠とし，被験者に知らせるべきことなどを規定している．ニュルンベルク綱領の基本精神を受け継いで，1964年ヘルシンキで開催された第18回世界医師会総会で「ヘルシンキ宣言」が採択され，数次の改定を経て現在に至っている．人を対象とする医学研究の必要性を認めたうえで，遵守されるべき倫理原則と，具体的な手続きが定められており，1975年の東京

表 6-1　医の倫理と患者の権利

医師の職業倫理	人を対象とする医学研究の倫理	患者の権利
ヒポクラテスの誓い（古代ギリシャ） 　伝統的な医の倫理 ①患者への献身 ②人命の尊重 ③守秘義務		
ジュネーブ宣言（WMA，1948〜） 　ヒポクラテスの誓いの現代版 ①人類への奉仕 ②道徳的・良識的配慮 ③人命の尊重 ④患者の健康を第一に考慮する ⑤守秘義務 ⑥患者の非差別	ニュルンベルク綱領（1947） 　第二次世界大戦後の人を対象とした，非人道的人体実験に対する反省から生まれた医学研究の倫理原則の原点 　被験者の「自発的同意」を不可欠とするなど，10項目の基本原則	
国際医の倫理綱領（WMA，1949〜） 　ジュネーブ宣言を敷衍したもの ①医師の一般的な義務 ②患者への義務 ③同僚医師に対する義務	ヘルシンキ宣言（WMA，1964〜） 　ニュルンベルク綱領の基本精神を受け継いだ宣言 ①患者・被験者福利の尊重 ②本人の自発的・自由意思による参加 ③インフォームド・コンセント取得の必要 ④被験者のプライバシーへの配慮 ⑤倫理審査委員会の存在　　など	リスボン宣言（WMA，1981〜） ①良質の医療を受ける権利 ②選択の自由の権利 ③自己決定の権利 ④意識喪失患者のインフォームド・コンセント ⑤法的無能力者の患者の意思決定 ⑥患者の意思に反する処置 ⑦情報に関する権利 ⑧秘密保持に関する権利 ⑨健康教育を受ける権利 ⑩尊厳性への権利 ⑪宗教的支援を受ける権利

（石井拓男ほか編著：スタンダード社会歯科学　第4版．学建書院，東京，2010．より）

大会では「インフォームド・コンセント」という言葉が用いられた．

3．患者の権利

世界医師会
WMA：World Medical
Association

　患者の権利に関する宣言は，1981年にリスボンで開催された第34回世界医師会総会で採択された「患者の権利に関するリスボン宣言」がある．当初は6項目からなっていたが，現在は修正され8つの権利に3つの項目を加え，11項目からなっている．

③─歯科衛生と倫理

　歯科衛生業務のあらゆる局面において，さまざまな倫理的問題に遭遇する．歯科衛生業務すべてに倫理的判断が必要とされるといっても過言でない．そのために，これらの問題の価値を判断し，どのように行動するか（倫理的行為）を検討する必要がある．

1. 社会人としての倫理

　私たちは，人間として，社会人として生活する限り，義務があるのは当然であるが，歯科衛生士には専門職としての特別な義務が課せられている．

2. 専門職としての倫理—義務と責任—

　専門職の条件とは，その職業を理論的に基礎づける科学的知識の体系的実態をもち，そのための専門化された研究機関と教育制度を備え，社会の負託に応えられるような確たる倫理綱領を掲げていることである．

　義務とは一般に規範（道徳規範・法規範）によって課せられた拘束をいい，倫理的義務と法的義務に大別される．倫理的義務は，それぞれの専門職により，品行および患者，同僚，一般社会に対する専門職の各々の責任と義務について，倫理規定としてその概要を述べている．「国際歯科衛生士連盟（IFDH）倫理綱領」や，わが国では「日本歯科衛生士憲章」，「歯科衛生士の倫理綱領」が公益社団法人日本歯科衛生士会によって制定されている．また，わが国における歯科衛生士の法的義務を直接規定するのは歯科衛生士法である．

　専門職が義務を果たすには，専門職としての権利を行使するが，その際，必ず責任が伴う．義務と責任を合わせて「責務」とよぶ．

3. 歯科衛生士としての倫理—歯科衛生と倫理観—

　歯科衛生士は専門職として社会に対する責務を担っている．ある場面でどのように行動するのが適切なことなのかを判断するとき，個人的な自分の考えで善悪を判断するのではなく，歯科衛生士としてその場でどうするのがよいことなのかを判断する必要がある．そして，それがなぜ歯科衛生士のとるべき行動なのか，なぜそれが最も適切なのかを他者が納得できるように説明できなければならない．

　そこで，その倫理的行動を判断する根拠，基準となる原則が必要となる．

　一般的に医療の現場における医療従事者の倫理原則には次の4つがあげられる．

①自律の尊重（respect for autonomy）の原則

　現代の医療倫理において中心的役割を果たすインフォームド・コンセントの概念は，患者の自律的な意思決定により成り立つ．患者の人権を尊重し，患者が自律的に判断し，自己決定できるように，十分な情報を提供しなければならない．

②無危害（nonmaleficence）の原則

　「何はともあれ患者に危害を加えてはいけない」という医学の領域で重視されている原則である．「ヒポクラテスの誓い」にも書かれていて，古代から伝統的に考えられている．

③善意（beneficence）の原則

　患者の利益となるように意図した行いをさす．危害を積極的に防止する，あるいは避けることのできない危害を最小限にして，患者のためになることを行うことを原則とする．

④正義（justice）の原則

　患者の診療に際しては常に公平に振る舞わなければならない．これは，すべての患者がもつ「自然権」の平等から生まれた原則である．しかし，実現することは現実的には非常に困難で，正義を守るためにはどうしたらよいか，という難問が生まれる．大災害時の医療の「トリアージ」が典型的である．

　Wilkins は，歯科衛生士の倫理的価値基準として，個人の自律および人間を敬う気持ち，秘密の保持，社会的信頼，他者に対する危害の回避，善行，正義と公平，真実の7つをあげている．さらに，歯科衛生士の個人としての価値観や患者第一，生涯学習を倫理的義務として述べている．

トリアージ
語源はフランス語の「triage（選別）」です．災害医療において，最善の救命効果を得るために，多数の傷病者の治療優先度を決定することです．

4. 国際歯科衛生士連盟（IFDH）倫理綱領

1）倫理綱領における価値観

　歯科衛生士は誠実さと，相手を尊重することに価値を置く．

（1）誠実さ

　しっかりとしたモラルをもち，正直であること，率直であること，悪い影響や誘いに束縛されず自由であること．

　歯科衛生士は，ほかの人びとと関わる場合，誠実さと正直，真実を語ること，信頼が置けると認められることが重要である．

　歯科衛生士は，専門的な基準と価値観に基づき，誠実であることと実践に重きを置く．

　倫理的実践においては，個人的，および専門的誠実さが求められる．

（2）尊重すること

　特別な注意を払うこと，関心をもつこと，妨害行為をしないこと，干渉しないこと．

　歯科衛生士は，人はそれぞれかけがえのない存在であり，強さも弱さも，また要求もある一人の個人として認め，また個々の尊厳を尊重することに価値を置く．

　歯科衛生士は，真実を語ることに価値を置く．特に患者が歯科衛生サービス，診断，治療，その後の結果などについて信頼できる情報を得るための手助けをする場合に大切なことである．真実を語ることで，信頼を築く．

　歯科衛生士は，個人の選択を尊重する．

　患者は，どういうサービスを受け，拒否するかを選び，決定できる．

　歯科衛生士は，患者の秘密を保持する．秘密を保持することで患者の実質的なリスクや重篤な危険が増大しないかぎり保持していく．

歯科衛生士は，自然の環境を重視する．

こうした価値観は，綱領の4つの基本要素にも織り込まれている（p.99 付-3 参照）．

5. 日本歯科衛生士憲章（日本歯科衛生士会）

歯科衛生士が人びとのニーズに応え，健康な生活の実現に寄与するために，その職業の重要性や社会的使命など，専門職として根本的かつ重要な理念を宣言したものである．1981年，日本歯科衛生士会の創立30周年を機にまとめられた．

> 私たちは，職業の重要性と社会的使命を強く自覚し，ここに歯科衛生士憲章を制定し，その実践を期するものである．
>
> ・私たちは国民の歯科衛生を担う者として誇りと責任をもって，社会に貢献する．
>
> ・私たちは常に地域住民の立場を理解し誠実に業務を遂行する．
>
> ・私たちは社会の信頼に応えるよう常に人格の形成，知識及び技術の向上に努める．
>
> ・私たちは関係法令を遵守し歯科保健医療の向上に寄与する．
>
> ・私たちは常に歯科衛生士業務発展のため相互の融和と団結に努める．

6. 歯科衛生士の倫理綱領（日本歯科衛生士会）

日本歯科衛生士会は，業務実践の行動指針として「歯科衛生士の倫理綱領」（以下，「倫理綱領」）を策定し，2019（令和元）年6月の定時代議員会にて決議・採択された．国際歯科衛生士連盟倫理綱領が，日本歯科衛生士会策定の倫理綱領の基礎となり，その基本姿勢と価値観を共有している．また，他職種連携における倫理的課題を視野に入れ，共有できる指針となるよう配慮されている（p.100 付-4 参照）．

なお，全文は『歯科衛生学シリーズ　歯科医療倫理学』を参照のこと．

❹ー対象の自己決定権の尊重

患者の「自己決定権」は医師の説明や助言を受けて，医療行為を承諾，選択，拒否する権利である．わが国では，この権利が患者の権利基本法として実定法として制度的に確定しているわけではないが，この権利は憲法第13条「すべての国民は個人として尊重される．生命，自由及び幸福追求に対する国民の権利については，公共の福祉に反しない限り，立法その他の国政の上で，最大の尊重を必要とする」を法的根拠にしている．患者の「自己決定権」は憲法上の基本的人権を意味している．医療における患者の「自己決定」とは，自己の生活，人生の目的に重大な影響を与える，生命・身体に関する医療において，自己の価値観に従って，最善と思える決定をすることを意味する．患者の自己決定（自律性）が尊重されることは，人

パターナリズム（Pa-ternalism；医療父権主義）
慈悲深い父親としての医師が無知な子どもとみなされた患者に代わって治療方針を決定することです.

格が尊重されることを意味する.

　従来の医師・歯科医師の権威（パターナリズム）に基づいた「医師中心の医療」を改め，患者の自己決定権を最大限尊重する「患者中心の医療」において，医療従事者は対象の知る権利を擁護するために，十分な情報を得る機会や決定する機会を保障するように努めることが大切である.

1. 自己決定権の支援

　患者の自己決定権を尊重することは，患者だけに判断を委ねることではない. 対象となる人びとの知る権利および自己決定の権利を擁護するためには，十分な情報を得る機会や決定する機会を保障するように努めるべきである. 患者が自己の判断に基づき決定するためには，十分情報を得るとともに，その内容を理解したり受け入れたりすることへの支援が不可欠であり，歯科衛生士は対象となる人びとの理解度や意向を確認しながらわかりやすく説明し，意思表示をしやすい場をつくったり，必要に応じて患者の意思を代弁するなど，擁護者としての役割を担う.

　自己決定においては，十分な情報に基づいて自分自身で選択する場合だけでなく，知らないでいるという選択をする場合や，決定を他者に委ねるという選択をする場合もある. 人びとのこのような意思と選択を尊重するとともに，できる限り事実を知ることに向き合い，自分自身で選択することができるように励ましたり，支えたりする働きかけも行う. 個人の判断や選択が，そのとき，その人にとって最良のものとなるように支援する.

2. アドボカシー（Advocacy）

　アドボカシーという用語には，①重要なことを積極的に支援し，サポートすること，②自分自身で表現できない人の代わりにその人の基本的人権を守ることという意味がある. また，患者アドボカシーとは，アメリカで Patient advocacy, Patient right advocacy などといわれ，「患者とともに患者の権利を主張し，その権利の行使を支援すること」であり，支援する人のことをアドボケイト（Patient advocate）とよぶ.

　歯科衛生士は対象者のアドボケイト（権利の擁護者）として，"口に出しづらい思い"や"納得できない状況"に至った場合，対象者の立場に立って「権利を擁護」する役割を担う.

　患者の権利と自己決定権については，「患者の権利に関するリスボン宣言」で①良質の医療を受ける権利，②選択の自由の権利，③自己決定の権利，④意識のない，あるいは自分の意思を表すことのできない患者のインフォームド・コンセント，⑤法的無能力者の患者の意思決定，⑥患者の意思に反する処置，⑦情報に関する権利，⑧秘密保持に関する権利，⑨健康教育を受ける権利，⑩尊厳性への権利，⑪宗教的支援を受ける権利が示されている.

❺──インフォームド・コンセント

　患者の権利を十分に擁護するために必要とされているのは，患者に行おうとする医療行為について説明を受け，同意する（インフォームド・コンセント）だけではなく，患者に診療上の選択肢を示して自己選択させること（インフォームド・チョイス），さらには，病態・治療内容などに関して十分な説明を受け，他の医療情報源から得た見解（セカンドオピニオン）も参考としたうえで，患者自身が自己の価値観に基づき最終的な意思決定を行うこと（インフォームド・ディシジョン）である．

1. インフォームド・コンセント（Informed consent）

　インフォームド・コンセントとは，説明（informed）に基づく同意（consent）である．これは，人に対して何らかの行為をする際には，その行為についてあらかじめ説明し，相手からその実施について同意を得ていなければならないということを意味する（表6-2）．

　この法的原則は医療従事者から検査，治療，投薬などの医療行為の説明を受けたうえで，自由な意思に基づき，医療行為に「同意」したり，あるいは拒否したりすることができる，という患者の「自己決定権」を意味する．

　医師と患者の信頼関係をみると，インフォームド・コンセントの場合，医師が患者の同意能力を判断し，十分な説明を行うことで，特別な信頼関係がなくても患者は説明を理解し，自由な選択，決定を行うことができるのに対して，パターナリズムの場合は，医師のことを患者が信頼し，提案されたことを信じるため，決定の主

表6-2　パターナリズムとインフォームド・コンセントの比較

	パターナリズム	インフォームド・コンセント
説明の相手	基本は本人だが，悪性の場合，家族を優先する傾向	原則的に本人，患者が認めたときには家族など
説明の趣旨	医師の提案に同意を求める説得する傾向が強い	自由な選択が可能になるための基礎
説明の詳しさ	提案することについてのみ詳しい	必要なものは同程度に詳しく，ただし理解できる範囲で
ほかの選択肢	ほとんど示さない	必ず示す
セカンドオピニオン	嫌がる，積極的に勧めない	積極的に勧める
病名	悪性の場合にはあまり正確にしない	原則として正確な病名を告げる
決定の主体	医師	患者
信頼関係	なければ成立しない	特別強い信頼関係がなくても診療は進む
患者の当事者能力	あまり認めていない	認めている

（宮本恒彦編著：実践インフォームド・コンセント．永井書店，大阪，2003．より）

体は医師にあることになる.

インフォームド・コンセントが成立したといえるためには，同意能力のある患者に対し，これから行おうとしている医療について十分な説明を行い，対象者がその説明を十分に理解したうえで，自発的意思によりその医療に同意する必要がある. インフォームド・コンセントが成立するためには，以下の4つの要件を満たす必要がある.

1) 患者の同意能力

同意能力とは，受けた説明を理解し，そのうえで医療を受けるかどうかを自己の価値観に照らし合わせて，理性的に判断できる能力である. 同意能力があるかどうかは，意識を喪失しているような状態では明らかに不可能であるし，患者が未成年者，精神障害者，知的障害者，認知症などの要介護高齢者の場合には判断が難しい.

また，医療行為の内容によっても理解力・判断力が異なるため，複数の医療従事者で個別に判断することが重要となる. 患者本人に同意能力がないと判断した場合には，家族などへ説明し，同意を得なければならない.

2) 患者への十分な説明

患者にその病状をよく説明し，それに応じた検査や治療について，利点だけではなく予期される望ましくない結果や代替方法についても十分な情報を提供する. そのうえで対象者は十分に理解し承諾して，誰に強制されることなく自由な意思で検査や治療を選ぶことである.

患者に説明すべきことは，以下のものがある.
①患者の病名や症状
②予想される検査や治療についての目的や内容
③特にそれにより予想される結果やそれに伴う危険性
④予想される医療行為以外に方法があるかどうか
⑤検査や治療を受けないことにより起こりうる結果

3) 患者による説明の理解

患者が判断し，自己決定を行うためには，医療従事者から受けた説明を理解することが必要である. しかし，患者の理解力，あるいは理解しようとする姿勢は個々さまざまである. どの患者に対しても同じように説明するのではなく，その患者が理解できるように説明の仕方を工夫する努力をしなくてはならない.

4) 患者の自発的な同意

患者の同意は正しく説明を受けたうえで，他者から強制されることなく，患者自らが進んで行うものでなければならない.

2. インフォームド・チョイス（Informed choice）

　インフォームド・チョイスは，「説明と選択」という言葉で表現され，インフォームド・コンセントをさらに推し進めた考え方として，検査や治療などに際して，「患者に十分な説明をし，その検査や治療を受けるかどうかを患者に選択させること」をいう．

　さらに，医療従事者は患者の側に立った医療を考えて，可能な限りの治療方法やメリット・デメリットを包み隠さず説明して，患者自身が納得のうえ，治療法を選択したことを尊重することである．インフォームド・チョイスには，与えられた医学情報を解釈する高い判断力とその結果，患者自身にもたらされる治療結果に対して，患者自身にも責任が伴うことになる．

3. セカンドオピニオン

　セカンドオピニオンは，文字通り「第二の意見」と訳され，患者が検査や治療を受けるにあたって，患者自身がよりよい選択をするために，主治医以外の医師に意見を求める行為をいう．主治医に「すべてを任せる」という従来の医師‐患者関係を脱して，複数の専門家の意見を聞くことで，より適した治療法を患者自身が選択していくべきという考え方に沿ったものである．現在かかっている病院での診断や治療方法についての説明が十分でなかったり，よく理解できなかったり，あるいは何か疑問があり，安心して治療を受けることができない場合には第三者に相談することによって，自分が受ける治療についての理解が深まり，安心して治療を受けることができる．セカンドオピニオンは医師‐患者間の信頼関係を深めることに役立つものであり，患者にとっては医療に主体的に参加し，意思決定を行うために重要な情報を得る行為となる．しかし，これを主治医の側からみれば，自分が診療した結果が，第三者である他の医師によって評価されるという緊張感を伴う行為とみることもできる．医療従事者は自分の診療内容や態度が常にほかの医療専門家の目に晒（さら）されているという意識をもち，常に最大限の努力を払う必要がある．

　患者は自分の治療に関するセカンドオピニオンを取得しようとする場合，まず，自分の診療に関する記録，写真などの複写を，現に受診している医療機関から提供してもらい，これを第二の医師に検討資料として提示する必要がある．すなわち，セカンドオピニオンのシステムは，診療記録（診療録，看護記録，検査データ，エックス線写真など）の開示が一般的に行われることを前提としている．

　患者はセカンドオピニオンを求めると，「主治医は気を悪くしないだろうか」という心配をする場合が多い．不安や不満のある場合には積極的にセカンドオピニオンを求めることも，患者の権利を十分に擁護するために必要なことである．

❻─倫理の適用

　医療従事者は，倫理的行動を判断する根拠，基準となる「自律の尊重」，「無危害」，「善行」，「正義（公正・平等）」の四原則に基づき，常に考えながら治療にあたるべきであるが，実際の医療現場では，さまざまな倫理的な問題が生じることがある．歯科衛生士が歯科医師や他職種とのチーム医療のなかで歯科衛生業務を遂行する際に直面するのは，倫理的問題やストレス，倫理的ジレンマである．

1. 倫理的な問題やストレス

　倫理的問題が本人の歯科衛生業務の行動にあった場合，歯科衛生士として倫理的責任を果たしていたか，業務の内容は基準的な規範の範囲で最大限の努力がなされていたかを認識すべきであり，その原因が自己の都合や利得を優先させたりすることであってはならない．

　倫理的問題が歯科医師を含む他職種や同僚にあったり，設備などの制度にあって，歯科衛生士がすぐに具体的な対応ができる範疇（はんちゅう）でない場合に倫理的ストレスとなる．自らができうる努力を行い，その行動を説明できるようにすべきである．

2. 倫理的ジレンマ

　医療従事者の判断と患者の自己決定が一致しない場合，つまりともに正しい倫理的な原則のなかでどちらを選択するかという，医療の倫理的ジレンマが生じることがある．ジレンマを解決する方法は1つだけではなく，すべての関係者や問題が満足できる結果は望めない場合が多い．問題となった個々の状況について事実を集め，十分に検討することが必要である．

参 考 文 献

1) Willkins, E. M. 著/石川達也校閲/布施祐二，眞木吉信，松井恭平，松崎　晃監訳/全国歯科衛生士教育協議会監修：歯科衛生士の臨床　原著第9版. 医歯薬出版，東京，2008.
2) 全国歯科衛生士教育協議会監修：最新歯科衛生士教本　歯科医療倫理. 医歯薬出版，東京，2002.
3) 石井拓男ほか編著：スタンダード社会歯科学　第4版. 学建書院，東京，2010.
4) 宮本恒彦編著：実践　インフォームド・コンセント. 永井書店，大阪，2003.
5) 前田正一編：インフォームド・コンセント　その理論と書式実例. 医学書院，東京，2005.
6) 杉町圭蔵，古川俊治：これからのセカンドオピニオン外来. 診断と治療社，東京，2006.
7) E.M. ウィルキンス著/松井恭平ほか監訳：ウィルキンス　歯科衛生士の臨床　原著第11版. 医歯薬出版，東京，2015.

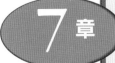

歯科衛生士の活動と組織

到達目標

❶歯科衛生士の活動の領域と就業の推移を説明できる.
❷健康増進に関連する戦略の概要を説明できる.
❸医療保険制度の仕組みを概説できる.
❹介護保険制度の仕組みを概説できる.
❺歯科衛生活動の種類と業務の概略を説明できる.
❻歯科衛生士の社会組織活動の領域と組織活動を説明できる.

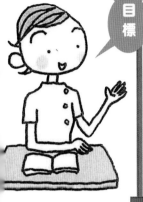

1 ─歯科衛生活動の現況

　現在の歯科衛生士の業務は,歯科予防処置,歯科診療の補助,歯科保健指導を中心とした歯科衛生業務を行う専門職として,保健・医療・福祉(介護)の多様なニーズに対応するために,専門性の高い業務を実践する活動の領域が徐々に広がっている[1].また,医療・介護との連携への対応が求められる展開期であるといえる.具体的には,周術期における口腔機能管理や訪問歯科診療での補助業務も増加する傾向である.

1. 歯科衛生士の動向

1) 就業歯科衛生士数の推移

　歯科衛生士は歯科衛生士法に基づいて,就業に関する届出を2年ごとに行っている.その結果,2020(令和2)年末現在の「衛生行政報告例(就業医療関係者)」における届出就業者数は142,760人で,2018年に比べ10,131人,7.6%の増加である[2,3](図7-1).年齢階級別にみた歯科衛生士数は,25〜29歳が19,688人(13.8%)で最も多く,次いで,45〜49歳が19,232人(13.5%)で,「25〜29歳」から「45〜49歳」にかけておおむね均等に分布している.すべての年齢階級において,就業者数は増加している.ここ数年,40歳以上の就業率が増加していることから歯科衛生士の復職傾向がみられる.一方で,歯科診療所における1施設あたりの歯科衛生士

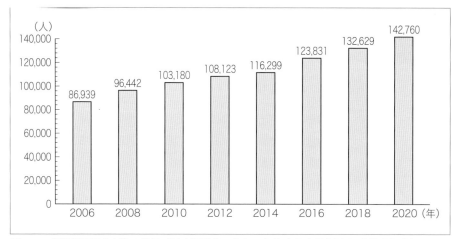

図7-1　就業歯科衛生士数の推移（厚生労働省：令和2年衛生行政報告例 医療施設調査）

　の従事者数は，数年前より大きな変化はなく，1.8人という現状から，歯科衛生士不足の問題は慢性化している．また，2023年3月末日現在，歯科衛生士名簿登録者数は314,143人となり，年々増加傾向を示している．

　さらに，関連の歯科医療従事者数では，2020年12月現在における届出歯科医師数は107,443人，歯科技工士は34,826人であった．歯科医師数は，前回調査と比べると2,535人増加している．歯科技工士数は前回調査と比べると，358人増加している[3,4,5]．このほかにも，今後ますます連携が求められる医師や看護師らの動向も理解する必要がある．

　女性の就業率が高い歯科衛生士や看護師，介護福祉士などは，出産，育児などで一時離職する場合が多い．しかし，国民に対する保健サービスの充実が求められている現在では，潜在有資格者の掘り起こしが積極的に進められ，職能団体や養成機関，企業などが提供する研修やセミナーが活発に行われ参加者も年々増加している．

　また，歯科衛生士の勤務体系は，歯科診療所と正式に契約し常勤で勤務する場合や人材派遣会社を通じての雇用などさまざまである．今後の課題として，住み慣れた地域での生活を支える医療に寄与できる歯科衛生業務の専門性を展開するため

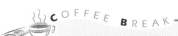 COFFEE BREAK

「訪問診療加算におけるICT（情報通信技術）活用のニーズ」

　診療報酬とは，病院や診療所などの医療機関が行った手術や検査，投薬などの保険医療サービスに対して政府が定めた標準的な価格のことです．診療報酬の中には，歯科衛生士が関わることで算定できる項目がいくつかあり，近年ではICT（Information and Communication Technology）

の活用も求められています．訪問診療各種加算の1つですが，訪問歯科衛生指導の際に，歯科衛生士等が口腔内の状態をビデオで撮影し，その画像により歯科医師は患者の口腔内を把握し次回の歯科訪問診療に活用します．

に，長期間にわたり継続して勤務する歯科衛生士の増加が望まれる．

2）歯科衛生士の就業先

　近年の少子高齢社会では，医療の高度化，それに合わせた歯科医療の専門化など歯科衛生業務を取り巻く環境の変化が著明である．活動の場面は，歯科衛生士法に基づいた3つの大きな業務を基盤に，対象者の予防や処置，保健指導を全身的および全人的な視点から展開するため幅広い拠点があげられる（**図7-2**）．

　それぞれの就業場所の歯科衛生士数の割合は，2020年の衛生行政報告例によると，歯科診療所が129,758人と最も多く，全体の9割を占めている．さらに，病院が7,029人，市町村保健センターが2,060人と続いている．今回の調査では，すべての就業場所で増加傾向を示していた（**表7-1**）．近年では，周術期における歯科衛生業務が増加していることから，病院での歯科衛生士のニーズも高まっている．

　これは，わが国における超高齢社会に対する社会的ニーズを背景に，国民の健康と歯科保健の関連がさらに高く評価されたためと考えられる．

　歯科衛生士の活動の場は，おおよそ医療保険制度に基づく歯科診療所や病院と，保健・医療・福祉（介護）制度に基づく地域保健の領域に分けられる．歯科衛生士の就業数が最も多い歯科診療所では，歯科診療所に通院する患者を対象に治療や予防を実践するが，通院が困難になった患者に対しても歯科訪問診療や訪問歯科衛生指導を実践するケースが増えている．また，地域保健の領域では，妊産婦から老年期に至るライフステージにおける歯科衛生活動が，市町村保健センターを中心に展開されている．最近では，40歳以上を対象としたメタボリックシンドローム（内臓脂肪症候群）予防の特定健診や特定保健指導の場において，歯周病と糖尿病や咀嚼と肥満に関する情報提供を行う役割も担っている．さらに，学校歯科保健の領域では，学校歯科健診の補助や特別活動としての健康教育，健診後のフォローアップ指導などといった活動が多く，対象となる学齢期が生涯にわたる健康づくりを形成する重要な時期であることから，「歯・口の健康づくり」に対する歯科衛生士の介入が

表7-1　就業歯科衛生士数の推移（就業場所別）

	総数（人）	保健所	市町村	病院	診療所	介護保険施設等	事業所	学校養成所	その他
2012年	108,123	631（0.6%）	2,033（1.9%）	5,210（4.8%）	98,116（90.7%）	366（0.3%）	522（0.5%）	786（0.7%）	459（0.4%）
2014年	116,299	648（0.6%）	2,070（1.8%）	5,882（5.1%）	105,248（90.5%）	482（0.4%）	530（0.5%）	854（0.7%）	585（0.5%）
2016年	123,831	672（0.5%）	1,952（1.6%）	6,259（5.1%）	112,211（90.6%）	955（0.8%）	317（0.3%）	873（0.7%）	462（0.4%）
2018年	132,629	646（0.5%）	2,154（1.6%）	6,629（5.0%）	120,068（90.5%）	1,282（1.0%）	283（0.2%）	963（0.7%）	538（0.4%）
2020年	142,760	671（0.5%）	2,060（1.4%）	7,029（4.9%）	129,758（90.9%）	1,258（0.9%）	301（0.2%）	1,006（0.7%）	607（0.4%）

（　）内は総数における割合を示す

80

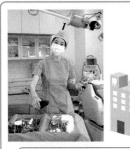

歯科大学の附属病院
インプラントの歯科手術の
補助なども行う

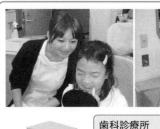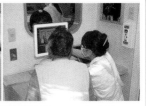

歯科診療所
ブラッシング指導や口腔周囲筋の
訓練(MFT)なども行う

いろいろなフィールドで歯科衛生士の活躍の場が広がっている

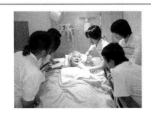

総合病院
多職種と連携して
口腔健康管理を行
う

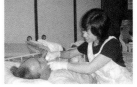

在宅訪問
歯科衛生士が家庭を訪問し，口腔衛
生管理や機能訓練を行う

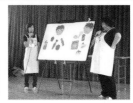

保育所・幼稚園・小学校・中学校
学年に応じたテーマに沿って手作りの
媒体を使用して歯科保健指導を行う

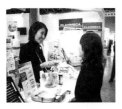

企業
新製品の普及やセミナー
などを実施する

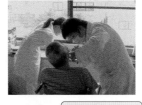

高齢者施設
歯科医師ととも
に歯科訪問診療
を行う

教育機関
歯科衛生士の養
成を中心に高等
教育を展開する

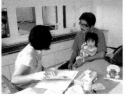

保健所・市町村保健センター
地域住民の健康増進や母子保健指導
を行う

図 7-2　歯科衛生士の活躍の場

大いに期待される領域でもある.

2. 保健・医療・福祉に関わる歯科衛生士

　日本国憲法第 25 条では,「すべて国民は,健康で文化的な生活を営む権利を有する（生存権）,国は,すべての生活部面について,社会福祉,社会保障及び公衆衛生の向上及び増進に努めなければならない（健康権）」と定められている.歯科保健の分野では,1989 年の「8020 運動」をはじめ,2000 年には「21 世紀における国民健康づくり運動：健康日本 21」が策定され,数値目標とそれに基づく評価が示された.「健康日本 21（第一次）」後,2013（平成 25）年度から 2023（令和 5）年度まで展開された「健康日本 21（第二次）」の最終評価のまとめを踏まえて,「健康日本 21（第三次）」が 2024（令和 6）年度から 2035（令和 17）年度まで推進される.人生 100 年時代を見据えた,全ての国民が健やかで心豊かに生活できる持続可能な社会の実現に向け,誰一人取り残さない健康づくりの展開と,より実効性をもつ取組の推進を通じて,国民の健康の増進の総合的な推進を図るための基本的な事項を示している.

　また,超高齢社会の到来によって歯科医療が健康寿命の延伸に影響を及ぼすこともわかってきた.そこで,従来のう蝕治療や補綴治療などの「治す治療（診療所型医療）」から,人間が生活する暮らしのなかで,食生活を維持し,生きがいを支える「治し支える医療（地域完結型医療）」へとシフトしている（**図 7-3**）.地域完結型医療とは,身近な地域の中で,それぞれの病院や診療所等が特徴を生かして役割を分担し,病気の診断や治療,検査,健康相談などを行い,地域の医療機関全体でひとつの病院のような機能をもつことである.

　チーム医療は,連携をはかる職種の専門性が十分に発揮されることで,対象者の

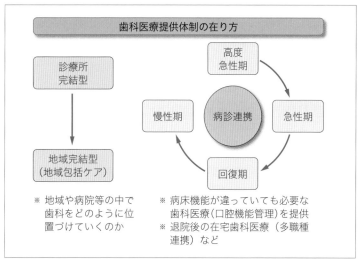

図 7-3　診療所完結型から地域完結型への転換
（日本歯科医師会「Together !! 国民歯科医療の充実・強化」平成 27 年 3 月発行資料より）

満足度も高まるとされている．具体的には，歯科診療の補助や歯科予防処置の技術面のほかに，歯科衛生士の業務の新たな側面でもある他職種とのマネジメント能力が必要になる．歯科衛生業務を展開する際には，国民の健康づくりに対する意識に基づいた行動変容を十分理解したうえで取り組むことが大切である．

このチームで取り組む保健・医療・福祉の対応は，後に記す歯科訪問診療の場や病院での栄養サポートチーム（NST）として，歯科衛生士はサービスの提供者，患者を担当する医師，歯科医師，保健師，看護師，栄養士，理学療法士，作業療法士，言語聴覚士，医療ソーシャルワーカー，介護支援専門員（ケアマネジャー），行政の担当者など関係する職種の業務内容を理解するとともに，関係する職種と情報を緊密に共有する必要がある（p.98 参照）．連携を行うために必要な情報のやりとりは，患者から収集した歯や口腔に関する情報を多職種に発信し，歯科疾患に影響を与える全身の状態や服用中の薬剤に関する情報および生活習慣などの情報を獲得することで，歯科衛生業務を円滑に進めることができるツールとなる．保健・医療・福祉に関わるさまざまな職種とスムーズな連携をとるためには，それぞれの領域で使用されている専門用語の理解が必要である．今後はチーム医療の推進も活発になり，病院と歯科診療所との連携のもとで医師や看護師と情報を共有する場面も多くなるであろう．

次に，医療職種である歯科衛生士が理解しておくべき社会保障の特徴を述べる．

1) 歯科口腔保健の推進に関する法律（歯科口腔保健法）

国民が質の高い生活を営むうえで口腔の健康を保持することは重要であり，また，国民の歯科疾患に対する予防に向けた取り組みが口腔の健康保持に有効であることから，歯科口腔保健のさらなる推進に向けて，2011（平成 23）年，歯科口腔保健の推進に関する法律（歯科口腔保健法）が公布・施行された[5]．この法律は，市町村や関係機関，関係団体などにより地域の状況に応じた施策の策定や実施が展開される基盤となることであろう．国民の歯科口腔保健の向上に関与する歯科衛生士は，歯科衛生活動に深く関与する歯科の基本法として捉える必要がある．

2) 医療保険制度

歯科衛生士の就業者数が最も多い歯科診療所では，医療保険に加入している患者を診る場合がほとんどである．歯科診療所の多くは保険医療機関であり，健康保険法によって療養の給付を行う医療機関として地方社会保険局の指定を受けた病院や診療所をいう[2]．ここでは具体的に，診察や投薬，注射，手術，処置，リハビリテーションなどが行われる．現在，わが国の医療保険は，被用者保険と国民健康保険および後期高齢者医療に大別されている．被用者保険は，事業所に勤務する者を対象とした健康保険や共済組合などであり，国民健康保険は，地域居住者を対象とする市町村の保険である．

保険医療機関における歯科衛生士の役割は，地域住民に対する歯科保健サービス

の充実に関与することである．具体的には，勤務する医療施設が住民から必要とされるかかりつけ歯科医院として機能するために，歯や口腔に関する情報提供や予防処置や保健指導の技術を専門職として積極的に提供することである．

　2010（平成22）年度の歯科診療報酬改定では，在宅歯科医療の推進をはかるために，歯科衛生士による訪問歯科衛生指導の評価が引き上げられ，「歯科疾患在宅療養管理料」や「口腔機能管理加算」が設けられた．2012（平成24）年度では「歯科訪問診療補助加算」や「周術期の口腔機能管理」が新設された[6,7]．これらは，医療と介護あるいは医科歯科連携の推進をはかることで，質の高い効率的な医療を提供するために見直された領域である．歯科衛生士の就業場所の9割を占める歯科診療所では，歯科衛生士自らが歯科衛生介入に積極的に取り組むことで社会に貢献できると考える．また同年（2012年）には，周術期における口腔機能管理を推進するために，がん患者等の周術期等における歯科医師の包括的な口腔機能の管理などを評価した診療報酬が新設された．また，歯科衛生活動では，周術期における入院中の患者の歯科衛生士の専門的口腔衛生処置を評価した「周術期専門的口腔衛生処置」が新設された．

　さらに，2018（平成30）年は，ライフステージに応じた口腔機能管理の推進のなかから高齢者の歯科疾患管理料として口腔機能管理加算が新設された．老化等に伴い口腔機能の低下が認められる患者に対して，口腔機能評価に基づく管理計画を作成し，療養上必要な指導を行うものである．これに伴い，口腔機能低下症の精密検査も歯科衛生士の重要な業務となる．

3）介護保険制度

　わが国では2000（平成12）年に介護保険制度が開始され，従来の介護保険の基本理念である自立支援をより明確にするために予防を重視するシステムへと転換した．このシステムでは，介護予防の項目に設けられた「口腔機能の向上」において，歯科衛生士も実施担当者となっている．また2009（平成21）年に介護保険の見直しがなされ，介護保険施設における「口腔機能維持管理の評価」が新設された[2]．同時に，生活機能の評価を拡充するために，要介護認定の見直しも実施された．

　2015（平成27）年の介護報酬改定の重点項目には，口腔，栄養管理への取り組みの充実が示され，「経口維持加算」が見直された．これらの再編は歯科衛生士による摂食嚥下機能の評価や訓練がより一層求められることになる（詳細は日本歯科衛生士会HPを参照）．

　また，介護保険領域での歯科衛生活動は，高齢者個人のQOL（生活の質）を保つための重要な役割を担うことが多く，それぞれの施設における介護保険サービスの評価を理解しておく必要がある．高齢者人口が増加した現在では，高齢者の支援は病院や施設だけではなく地域の強化も必須である．厚生労働省においては，2025（平成37）年を目途に，地域包括ケアシステムの構築を推進している（**図7-4**）．地域でのヘルスプロモーションモデルを参考にしてみると，その拠点は家庭，デイホー

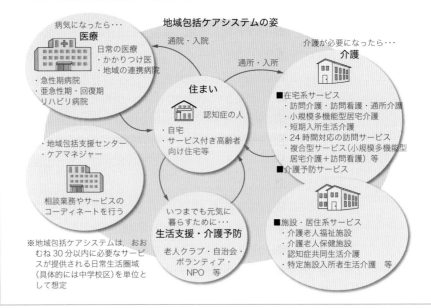

○ 団塊の世代が75歳以上となる2025年を目途に，重度な要介護状態となっても住み慣れた地域で自分らしい暮らしを人生の最後まで続けることができるよう，住まい・医療・介護・予防・生活支援が一体的に提供される地域包括ケアシステムの構築を実現していく．
○ 今後，認知症高齢者の増加が見込まれることから，認知症高齢者の地域での生活を支えるためにも，地域包括ケアシステムの構築が重要である．
○ 人口が横ばいで75歳以上人口が急増する大都市部，75歳以上人口の増加は緩やかだが人口は減少する町村部など，高齢化の進展状況には大きな地域差が生じている．
地域包括ケアシステムは，保険者である市町村や都道府県が，地域の自主性や主体性に基づき，地域の特性に応じて作りあげていくことが必要

地域包括ケアシステムの姿

病気になったら・・・
医療
・日常の医療
・かかりつけ医
・地域の連携病院
・急性期病院
・亜急性期・回復期
リハビリ病院

通院・入院
通所・入所

介護が必要になったら・・・
介護
■在宅系サービス
・訪問介護・訪問看護・通所介護
・小規模多機能型居宅介護
・短期入所生活介護
・24時間対応の訪問サービス
・複合型サービス（小規模多機能型居宅介護＋訪問看護）等
■介護予防サービス

住まい
認知症の人
・自宅
・サービス付き高齢者向け住宅等

・地域包括支援センター
・ケアマネジャー
相談業務やサービスのコーディネートを行う

※地域包括ケアシステムは，おおむね30分以内に必要なサービスが提供される日常生活圏域（具体的には中学校区）を単位として想定

いつまでも元気に暮らすために・・・
生活支援・介護予防
老人クラブ・自治会・ボランティア・NPO　等

■施設・居住系サービス
・介護老人福祉施設
・介護老人保健施設
・認知症共同生活介護
・特定施設入所者生活介護　等

図7-4　地域包括ケアシステム （厚生労働省．改変）

ム，病院などであり，どこを拠点にしても，口腔衛生指導や栄養指導などのヘルスプロモーション活動は必要であり，個人が適切なケアを便利な場所で安価に受けられるような歯科保健医療サービスが求められる．

❷ ─ 歯科衛生活動の場

1. 医　療

1）歯科診療所

　一般に歯科診療所とは，歯科医師が公衆または特定多数人のために歯科医業を行う場所であり，患者を入院させる施設をもたないか，19人以下の患者を入院させるための施設を有するものをいう．

　現在わが国の歯科医療に対するニーズは治療から予防へとシフトし，生涯にわたり口腔の健康を保持することが，健康の保持・増進につながると考えられ，歯科衛生士は生涯を通して継続的な口腔保健管理を進めていかなければならない．その担い手として，歯科診療所に勤務する歯科衛生士の果たす役割は大きい．

歯科診療所を構成するスタッフは，歯科医師，歯科衛生士，歯科技工士，受付事務員などである．

2) 歯科訪問診療

要介護者など歯科治療を受けることが困難な場合，歯科医師や歯科衛生士が居宅あるいは施設に出向き，歯科治療や口腔衛生管理を行っている．また，口腔機能の向上を目的とした摂食嚥下訓練を行い，「食べる」ことを支援するのも歯科衛生士の重要な業務である．

歯科診療所とは違い，対象者の生活の場で歯科治療や口腔健康管理を行うことになるため，歯科衛生士は口腔にとどまらず，対象者の生活そのものや介護者の考え方などを理解し対処する能力が求められる．

また，訪問歯科診療では，口腔内だけでなく全身疾患，生活環境も含めた介入や，さらに人生の終焉に立ち会う機会もあり，グリーフケア*やエンゼルケア*についても理解しておく必要がある．

グリーフケア
家族や親しい人が亡くなった悲しみに寄り添い支援しながら，悲しみから立ち直れるようにすることをいいます．
エンゼルケア
死後に行う処置，保清，メイクなどのケアのことをいいます．

3) 病　院

病院とは医師または歯科医師が，公衆または特定多数人のために医業または歯科医業を行う場所であって，患者20人以上を入院させるための施設（病床数20以上）を有するものをいい，総合病院の歯科や歯学部附属病院などがある．病院を機能によって分類すると，高度医療を行う特定機能病院（厚生労働省承認），地域医療の中核をなす病床数200以上の地域医療支援病院（都道府県知事承認），これ以外のものを一般病院という．病院に勤務する歯科衛生士は，就業歯科衛生士の約5%程度である（**表7-1**参照）．

病院における歯科衛生業務は，歯科診療の補助のうち，抜歯，インプラントなどの外科手術の準備や補助，前述した他科で受療している入院患者の口腔健康管理を行っている．近年ではがんなどの外科的手術の患者や放射線治療または化学療法を受ける患者，緩和ケアを受ける患者に対し，手術前・手術中・手術後の一連の期間に口腔内を清潔にすることを目的とした，周術期専門的口腔衛生処置も重要な業務となっている．また，多職種と連携し栄養サポートチーム（NST）の一員として疾患に応じる栄養管理や，緩和ケアや糖尿病における歯科衛生管理などである．特に口腔健康管理における歯科衛生士の役割は大きく，誤嚥性肺炎の予防や口腔機能の向上，口腔細菌由来の術後感染予防などが期待できる．

その他，医療安全管理における院内感染予防策や医療事故防止対策といった業務も歯科衛生士の重要な役割である．

4) 事業所（企業・健康保険組合など）

企業や健康保険組合などが独自で設置している企業内の歯科診療室に勤務する歯科衛生士もいる．歯や口腔の疾患予防を通して，社員の健康づくりの支援などを行っ

ている.

2. 保　健

1）保健所，市町村保健センター，口腔保健支援センター

　地域保健法において，保健所とは都道府県，地方自治体で定める指定都市および中核市，その他政令で定める市または特別区が設置した施設で，市町村保健センターとは住民に対し，健康相談，保健指導および健康診査，その他地域保健に関して必要な事業を行うことを目的に市町村が設置する施設である．歯科衛生士は母子歯科保健を中心とした母親学級，子育て支援講座，乳幼児健診（1歳6か月児健康診査，3歳児健康診査）などの歯科保健事業をはじめ，保育所・幼稚園・小学校・成人歯科健診における口腔健康教育，高齢者や要介護者への口腔保健事業などの歯科衛生活動を行っている．

　口腔保健支援センターとは，歯科口腔保健の推進に関する法律において，歯科口腔保健に関する知識などの普及啓発，定期的な歯科検診の推奨，また，障害をもった人などが定期的に歯科検診を受けるための施策，歯科疾患の予防のための措置などの施策実施のために，歯科医療等業務に従事する者などに対する情報の提供，口腔の健康に関する調査および研究の推進研修の実施その他の支援を行う機関とされている．

2）学校歯科保健（保育所，幼稚園，小学校，中学校，高等学校，特別支援学校）

　学校における歯科保健指導は，将来のわが国を担う子どもたちの健康づくりに関する重要な活動である．特に小・中学校（いわゆる学齢期）においては，う蝕や歯肉炎の発生時期であり，慢性的経過をたどる歯科疾患の予防にはこの時期における歯科衛生士の指導が有効である．

（1）保育所・幼稚園

　保育所は厚生労働省所管で，児童福祉法に基づき保育を行い，健全な心身の発達をはかることを目的とする児童福祉施設である．

　幼稚園は文部科学省所管で，大学，大学院までの教育体系の一環として位置づけられており，小学校に就学する前までが在籍期間となっている．

　幼児期における歯科衛生士の役割は，歯に関心をもたせるとともに，食事やおやつを食べた後には歯を磨く習慣や，望ましい食習慣・食べ方などを理解させることを目的とする．歯科衛生士は，紙芝居や人形劇，ペープサート（紙人形劇），エプロンシアター（エプロンを使った人形劇）などを用い，各年齢の発達段階に適した歯科保健指導を行う．また，フッ化物洗口を実施している幼稚園では，その方法についても指導する．

（2）小学校

　健康，安全で幸福な生活のために必要な習慣を養い，心身の調和的発達をはかる

ことが，小学校教育の重要な目的である．小学校における保健指導は，健康な生活を営むために必要な事柄を体得させ，健康の保持・増進のための生活習慣や態度を身につけさせることをねらいとしており，歯科保健指導は重要な意味をもつ．

(3) 中学校・高等学校

歯科衛生士の役割は，学校歯科医師，教育委員会，学校保健会，PTAなどから依頼を受けて，生涯にわたる健康の保持・増進を目的とした歯科保健指導を行う．小学生と異なり，生活スタイルが複雑化し食事時間や睡眠時間が不規則になるため，歯肉炎の罹患率が高くなる時期でもあり，歯周疾患に対する意識づけが重要な業務となる．

(4) 特別支援学校

近年のノーマライゼーションの進展や，子どもの障害の重度・重複化や多様化などの社会の変化をふまえ，2007年4月から特別支援教育が学校教育法に位置づけられ，これまでの盲・聾・養護学校に代わる学校として特別支援学校が設置された．

特別支援学校において，幼稚園，小・中・高等学校の目標に沿い，子どもたち一人ひとりの障害の種類や程度と発育・発達段階に即しながら，歯と口の健康づくりの活動を通じて，健康意識や生活行動の変容を促し，自らの力を最大限に発揮させ，自立に向けた態度や習慣を身につけることを目的としている．歯科衛生士はこの目的を達成できるような歯科保健指導を行う必要がある．

3. 介　護

1) 介護保険施設

この分野で活躍する歯科衛生士数は，近年着実に増加傾向にある．ここでは，利用者の口腔機能の維持・向上を支援することが歯科衛生士の重要な業務である．また，歯科衛生士免許のみならず，介護支援専門員（ケアマネジャー）やホームヘルパーの資格をもって勤務している場合もある．看護師，介護福祉士，栄養士などさまざまな専門職と連携をとりながら口腔健康管理を実施することで，誤嚥性肺炎の予防に大きな効果をあげ，介護の質の向上が期待できる．歯科衛生士は，口腔機能を支える重要な役割を果たす職種であるため，今後もこの分野における歯科衛生士の活躍が期待される．介護保険施設として設置されているのは，介護老人保健施設，通所介護施設（デイサービスセンター），短期入所施設（ショートステイ），特別養護老人ホーム（介護老人福祉施設），老人介護支援センター，認知症対応型共同生活介護施設（グループホーム）などである．

地域包括ケアシステム
これらの取り組みは，介護，医療，予防，生活支援，住まいなどの5つの視点を基本としている（『高齢者歯科学』参照）．

2) 地域包括支援センター

2005年の介護保険法の改正により，各区市町村に設置することが定められ，歯科衛生士は介護の第一次予防として口腔機能訓練などを実施している．地域包括支援センターは，日常生活圏域において地域包括ケアの取り組みを行う中核機関である．

4. 企　業

　一般に歯科衛生士が活躍する企業とは，歯科器械やオーラルヘルスケア製品のメーカーで，主に自社製品の紹介や販売，歯科医院のサポートやセミナーの開催，オーラルヘルスケア製品に関する研究などを行っている．

　企業に勤務する歯科衛生士数は，就業歯科衛生士総数の 1% にも満たない．

5. 教育機関（歯科衛生士養成所，学校など）

　高齢化の進展，医療の高度化・専門化などの社会環境の変化に伴い，歯科衛生士

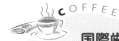

国際歯科保健医療の活動に関わる歯科衛生士

　開発途上国に対する援助には政府が行う開発援助（ODA）と非政府組織（NGO）があり，支援活動の場としては ODA の国際協力事業団（JICA）や NGO の民間援助団体によるものがあります．

　開発途上国では，貧困に起因するさまざまな問題に直面しています．また，内戦などによりたくさんの貴い命が失われ，教育システムが破壊され，多くの分野における人材の育成が立ち遅れているのが現状です．保健医療の分野も例外ではありません．経済開発の進展による都市化や食生活の変化が歯科疾患の増加を引き起こす一方で，開発途上国の保健行政サービスや医療サービスが追いつかず，保健衛生面や医療面に関する知識の普及も遅れているため，人びとの口腔環境はさらに悪化します．そこでは，プライマリヘルスケア，ヘルスプロモーションの考え方の下，JICA や NGO 団体が環境を整備し，人材の育成を目的に支援活動

を行っています．

　歯科衛生士は，口腔保健の専門職として，母子や学童，高齢者など住民に対し，感染予防や栄養指導を含めて，歯磨き指導や歯や口の健康教育，フッ化物洗口の指導，口腔機能向上の指導，地域の実態調査，教員や学生などを対象とした歯科保健のリーダー養成などを行っています．また，その国の文化や実態にあった活動を実現化していくため，その国の教育・保健医療の専門職や地域の人びととともに活動しています．これらの活動が実を結び，活動地域の人たちの歯科疾患は改善傾向にあり，予防に対する意識にも変化が現れています．

　JICA や多くの NGO 団体がホームページや機関誌などで情報を発信しています．このような活動に参加している歯科衛生士の数はまだ多くありませんが，国際的な保健医療協力は将来広がっていくと思われます．

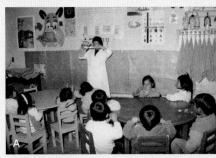
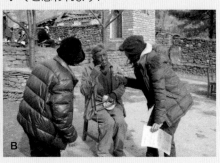

〈写真〉
A：家庭保育所で手づくり人形による保健指導を行っている（JICA 青年海外協力隊活動：ボリビア）
B：高齢者に歯磨き指導を行っている（NGO ネパール歯科医療協力会活動：ネパール）
（写真提供：村越由季子，藤山美里）

の教育は大きく変化した．歯科衛生士の資質向上を目的に2004年9月に「歯科衛生士学校養成所指定規則の一部を改正する省令」が公布され，歯科衛生士の修業年限が3年以上に改められた．わが国には185校の歯科衛生士養成校があるが，これを機に4年制大学も誕生し，現在13大学が存在する（2023年4月現在）．現在では，新たに大学院や認定専攻科の設置もみられる．

❸─歯科衛生士と組織

1. 専門職と組織

　歯科衛生士という専門職の基本的アイデンティティを確立し発展させるために，歯科衛生士の社会的活動，歯科衛生士教育，歯科衛生研究を支える専門職団体として，「日本歯科衛生士会」，「全国歯科衛生士教育協議会」がある．これらの団体は，それぞれ歯科衛生士が自己研鑽することを援助し，その専門的力量を高め蓄積された知識や技術を適切な方法で社会に還元することのできる人材を組織的に育成している．

2. 日本歯科衛生士会

1）日本歯科衛生士会の設立

　歯科衛生士養成が始まり，最初の卒業生を送り出すと同時に，日本歯科衛生士会は1951（昭和26）年に設立された．設立当初，「私たちが使命を果たしていくために全国の歯科衛生士たちと手をつなごう」と，日本の各地区の養成所に呼びかけ，組織がつくられた．その後，各地区の歯科衛生士会の連合された組織として組織替えを行い会員を確保し，徐々に地方の組織が充実するとともに会員数も増え，歯科衛生士の地位向上と充実のために活動を行ってきた．

　たとえば，1956（昭和31）年，「歯科衛生士はその養成期間が短いこと」「責務がそれほど重要ではない」という理由から“一般技能労務職”であったものを，「歯科衛生士は責任と義務の定められている医療関係職務である」など5つの理由をあげて，“医療職”承認を得るための陳情活動が行われた．1957（昭和32）年，改正案が国会に提出され，その活動が実を結び，医療職として適用された．

　このような事業活動や講習会開催，研究活動などを展開し，1966（昭和41）年に社団法人日本歯科衛生士会として認可され，2012（平成24）年に公益社団法人となっている．全国47都道府県歯科衛生士会と連携をはかり，国民の健康と福祉に寄与するよう活動している．

2）日本歯科衛生士会の活動

　日本歯科衛生士会は，都道府県歯科衛生士会との連携のもと，歯科衛生士の資質

の向上および倫理の高揚ならびに歯科衛生の実践に根ざした学術研究の振興を推進し，あわせて歯科衛生の普及啓発をはかることにより，国民の健康と福祉の増進に寄与することを目的としている（日本歯科衛生士会定款第3条）．

　事業内容としては，①歯科衛生士の資質の向上及び倫理の高揚に関すること，②日本歯科衛生学会の開催等学術研究の振興に関すること，③歯科衛生の普及啓発に関すること，④歯科衛生業務の改善及び向上に関すること，⑤歯科衛生の国際協力に関すること，⑥都道府県歯科衛生士会等関係団体との連携協力に関すること，⑦その他本会の目的達成のために必要なこと（日本歯科衛生士会定款第4条）などである．

　近年では，専門職の責務として，質の高い歯科保健医療サービスを提供するために，自立性に基づくための生涯研修事業を行い，ある特定分野において熟練した知識・技術を有する者として，認定歯科衛生士の認定・登録・更新を行っている．

　2019年には，歯科衛生士の業務実践の行動指針となる歯科衛生士の倫理綱領を明示している（p.100，付4参照）．

3. 全国歯科衛生士教育協議会

　1962（昭和37）年，厚生省が主催する「歯科衛生士養成所指導者講習会」後に，養成機関に携わる出席者によって，自主的に教育内容の充実のための相互研修の機会をもつことに意見がまとまり，「全国歯科衛生士教育協議会」を立ち上げることになったのが始まりである．翌年，1963（昭和38）年に設立総会が開催され，会則案が決定された．目的は「歯科衛生士としての専門的知識及び技術を習得せしめ，社会性があり，品位ある有能な歯科衛生士を育成するために必要な教育上の問題について研究，協議すること」（会則4）となっており，歯科衛生士教育の向上や充実をはかっている．開始当初は，歯科衛生士養成所からの始まりであった．

　全国歯科衛生士教育協議会では，「歯科衛生士養成所教授要綱」の作成および改正の検討を重ねて出版し，それを手掛かりとして，現場の指導者の指導力の充実に努力が注がれ，歯科衛生士専任教員の指導者講習会（新任者講習会，専任教員講習会，秋期学術研修会など）を毎年開催することにより，歯科衛生士教育の充実がはかられた．

　また，「歯科衛生士養成所教授要綱」を踏まえ，歯科衛生士教育の充実をはかるとともに，指導者の研修活動などの積極展開につながるよう，全科目をカバーする歯科衛生士教育の教科書の作成なども，全国歯科衛生士教育協議会活動の支えとなった．

　現在は，全国の歯科衛生士を養成する大学・短期大学・専門学校170校以上から構成されており「有能な歯科衛生士を養成するために必要な教育上の諸問題について，研究，協議を行うとともに，指導する専任教員の資質向上をはかり，歯科衛生士教育の充実発展に寄与すること」を目的に，年間通して研修活動が行われている．さらに，2010（平成22）年，「日本歯科衛生教育学会」を立ち上げ，研究活動も行われることとなった（**表7-2**）．なお，「日本歯科衛生教育学会」は学会会則が定められて2013（平成25）年から独立した別組織となり，全国歯科衛生士教育協議会

表7-2　歯科衛生士教育と全国歯科衛生士教育協議会のあゆみ

	歯科衛生士教育		全国歯科衛生士教育協議会
1948（昭和 23）年	歯科衛生士法の制定		
1949（昭和 24）年	歯科衛生士の養成開始（修業年限 1 年以上）		
1950（昭和 25）年	歯科衛生士学校・養成所指定規則（960時間）		
1955（昭和 30）年	歯科衛生士法の一部改正		
1956（昭和 31）年	歯科衛生士学校・養成所指定規則の改正（1,100 時間）	1963（昭和 38）年 1966～1970 （昭和 41～45）年 1971～1980 （昭和 46～55）年 1976～1983 （昭和 51～58）年 1981～1997 （昭和 56～平成 9）年	全国歯科衛生士教育協議会設立 研修会開催 夏季研修会・秋季研修会開催 歯科衛生士専任教員秋期学術研修会開催（1 日） 歯科衛生士技術教育新任指導者講習会／厚生省委託事業（12 日間）
1983（昭和 58）年	歯科衛生士学校・養成所指定規則の改正（1,965 時間） 修業年限 2 年以上となる	1984（昭和 59）年 ～現在に至る	歯科衛生士専任教員秋期学術研修会開催（2 日間）
1989（平成元）年 1992（平成 4）年	歯科衛生士法の一部改正 指定試験機関による歯科衛生士試験（統一国家試験）開始	1998（平成 10） ～1999（平成 11）年 2000（平成 12）年 ～現在に至る 2003（平成 15）年 ～現在に至る	歯科衛生士技術教育新任指導者講習会／厚生省委託事業から外れる（6 日間） 歯科衛生士専任教員講習会・研修会の再編 （講習会 I～V，講習会VI，秋期学術研修会） 歯科衛生士専任教員の認定・更新制度開始
2003（平成 15）年 2004（平成 16）年 2007（平成 19）年 2010（平成 22）年	歯科衛生士国家試験出題基準の見直し 歯科衛生士学校・養成所指定規則の改正（93 単位） 歯科衛生士法の一部改正 歯科衛生士国家試験出題基準の見直し 歯科衛生士学校・養成所指定規則の改正	2010（平成 22）年	日本歯科衛生教育学会の設立 ベーシック・モデル・カリキュラムの作成
	修業年限 3 年以上となる	2012（平成 24）年	歯科衛生学教育コア・カリキュラム−教育内容ガイドライン−の作成
2011（平成 23）年	歯科衛生士国家試験出題基準の見直し	2015（平成 27）年	歯科衛生学教育コア・カリキュラム−教育内容ガイドライン−改訂版の作成
2017（平成 29）年	歯科衛生士国家試験出題基準の見直し	2018（平成 30）年	歯科衛生学教育コア・カリキュラム−教育内容ガイドライン−2018 年度改訂版の作成

は 2017（平成 29）年に一般社団法人となっている．

4. 日本歯科衛生学会，日本歯科衛生教育学会

　日本歯科衛生学会が設立されたのは，2006（平成 18）年である．それまでの歯科衛生士の学会活動は，1967（昭和 42）年，日本口腔衛生学会の歯科衛生士コーナーの設置を手掛かりに長い歴史がある．歯科衛生士 3 年制教育の開始とともに，4 年制大学の設置，さらに大学院修士・博士課程が設置された．日本歯科衛生学会は，業務の実践に根ざした研究活動を支援し，科学的根拠をベースとした歯科衛生の実

践と向上をはかることにより，人びとの健康と福祉に貢献することを目的としている．歯科衛生などの学問や研究の従事者らによって，自己の研究成果を公表し，講演会，学会誌，学術論文誌などで研究を提供することにより，交流をはかり，情報を共有化することが歯科衛生士の職能としての社会的信頼につながっている．

　日本歯科衛生教育学会は，2010（平成22）年，歯科保健・医療・福祉の社会的要請に応えるべく，歯科衛生教育の向上と歯科衛生学の発展のために設立された．

5. 国際歯科衛生士連盟

　国際歯科衛生士連盟（IFDH；International Federation of Dental Hygienists）は，1986年にそれまでの International Liaison Committee of Dental Hygiene が発展して発足した．現在（2020年12月現在）は31カ国が加盟しており，3年に1度各国持ち回りで国際シンポジウムを開催している．その目的は，①すべての人に質の高い予防的な口腔保健サービスを受けられるようにすること，②歯科衛生士の専門職の地位を世界的に非政府組織として確立し高めること，③仕事そのもの及び教育や実習の知識技術に関する情報交換を行い促進すること，④一般の人びとに対して確立している方法により口腔疾患が予防可能であるとの認知レベルを上げること，としている[8]．

参 考 文 献

1）日本歯科衛生士会：歯科衛生士の勤務実態調査報告書．2020．
2）令和2年衛生行政報告例（就業医療関係者）の概況（厚生労働省）．2020．
3）令和2年度医療施設動態調査（厚生労働省）
4）令和2年医師・歯科医師・薬剤師調査（厚生労働省）．
5）歯科口腔保健の推進に関する法律の施行について（通知）：平成23年8月10日 厚生労働省令第95号
6）歯科保険研究会偏：全科実例による社会保険歯科診療 平成22年4月版．医歯薬出版，東京，2010．
7）歯科保険研究会編：全科実例による社会保険歯科診療 平成24年4月版．医歯薬出版，東京，2012．
8）WHO Kobe Center for Health development Ageing and Health Report, Volume 3：21〜37, Captor 2 Health promotion and prevention in aging societies／高齢者社会におけるヘルスプロモーション戦略．8020推進財団．
9）榊原悠紀田郎：歯科衛生士史記．医歯薬出版，東京，1997．
10）榊原悠紀田郎：全国歯科衛生士教育協議会40周年史．医歯薬出版，東京，2002．
11）榊原悠紀田郎ほか：口腔衛生実技．医歯薬出版，東京，1957．
12）全国歯科衛生士教育協議会編：新歯科衛生士教本　歯科予防処置．医歯薬出版，東京，1975．
13）全国歯科衛生士教育協議会編：新歯科衛生士教本　歯科予防処置　第2版．医歯薬出版，東京，1995．
14）全国歯科衛生士教育協議会編：新歯科衛生士教本　歯科保健指導．医歯薬出版，東京，1994．
15）榊原悠紀田郎ほか：歯科衛生士教本　予防的歯石除去法．医歯薬出版，東京，1983．
16）高山陽子ほか：歯科衛生士教本　歯科保健指導実習．医歯薬出版，東京，1986．

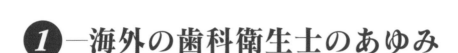

8章 海外における歯科衛生士

到達目標

❶海外における歯科衛生士教育内容を概説できる.
❷海外における歯科衛生業務内容を概説できる.

❶—海外の歯科衛生士のあゆみ

　海外における歯科衛生士の誕生は，米国が最も早く，1913 年に Oral prophylaxis を行う職種として特別に訓練を行った者が，学校歯科の現場で予防的な処置と指導を行うことができると容認され，コネチカット州ブリッジポートの Fones によって養成が始められた．職名は Dental hygienist と命名された．その後，1916 年にコロンビア大学，ボストンのフォーサイス児童診療院などに歯科衛生士養成コースをつくり，全米の各州においても歯科医師法の改正により，Dental hygienist による Oral prophylaxis を認めるとし，全米に歯科衛生士の養成が広まっていった．

　一方，英国では，1942 年空軍で歯科衛生士教育が始まり，1949 年英国歯科衛生士協会が設立され，London eastern dental hospital で歯科衛生士の養成が始まった．

　1990 年の FDI 調査[1]によれば，調査 38 カ国中 29 カ国に歯科衛生士制度があり，米国，日本が群を抜いて養成校が多い．現在では，歯科衛生士の資格だけでなく，学位も取得できる国も増えてきている．また，教育課程（年限）においては，2 年制（準学士），3 年制（準学士），4 年制（学士）の課程で教育されており，国によって違う．たとえば，スウェーデンでは，2 年間の教育で歯科衛生士の資格を取得し，さらに追加教育（1 年，計 3 年）で学士を取得，追加教育（2 年，計 4 年）で修士を取得，追加教育（5 年，計 7 年）で博士を取得することができる．また，国によっては医療専門職として，歯科衛生士が独自に処置することを認める法律が定められており，スウェーデンでは歯科衛生士制度が始まった当初（1964 年）から，その他

表 8-1　各国の歯科衛生士養成状況

国名	歯科衛生士養成開始	歯科衛生士養成学校数	教育課程	歯科衛生士総計数
日本	1949 年	177 校（2020 年）	3 年制，4 年制	291,910 人（2020 年）
米国	1913 年	360 校（2006 年）	2 年制，3 年制，4 年制	215,150 人（2020 年）
カナダ	1950 年	32 校（2014 年）	2 年制，3 年制	21,500 人（2014 年）
英国	1942 年	21 校（2015 年）	3 年制	7,133 人（2015 年）
スウェーデン	1968 年	6 校（2020 年）	2 年制，3 年制，4 年制	4,630 人（2020 年）
デンマーク	1996 年	2 校（2020 年）	2.5 年制	2,200 人（2020 年）
韓国		81 校（2013 年）	3 年制，4 年制	56,950 人（2013 年）

(International Federation of Dental Hygienists（IFDH）ホームページより)

オランダ（1978 年），フィンランド（1994 年），デンマーク（1996 年），スイス（1997 年），ノルウェー（2001 年），ドイツ（1999 年），ニュージーランド（2003 年）などでも，国民の歯科保健のために国の政策として認められている．

　就業している歯科衛生士数は，米国，日本で多い．しかし，日本は歯科衛生士の総計数（約 29 万人）に対して就業数が減少しているのが特徴的である（**表 8-1**）．

❷─海外における歯科衛生士の現状

1. 米　国

　現在，米国における歯科衛生士制度は，2 年制，3 年制または 4 年制の大学を卒業後，全米統一国家試験（筆記試験）と州の臨床試験（実施試験）をともに合格することによりライセンスが得られる（**表 8-2**）．

　資格取得した歯科衛生士は，人びとに対し歯科衛生に対する知識を広め，健康を維持する手助けをすることを目的としている．主な業務内容は，歯周治療とメインテナンスが中心であり，歯科エックス線撮影や局所麻酔も許されている．また，歯科衛生士の免許のほかに，認定課程などの取得者には，歯科衛生士の独立したオフィスの開設も 1970 年代後半よりコロラド州，ワシントン州，オレゴン州，カリフォルニア州などで認められている．米国における歯科診療の補助は，歯科助手（デンタルアシスタント）の仕事となっている（**表 8-3**）．

　歯科助手にも教育課程があり，短期大学，職業学校，技術学校，大学，歯科専門学校において，1〜2 年のプログラムを修了し，歯科助手国家試験を受験し，歯科助手（Certified dental assistant）と認証される．

　また，すべての州で，卒業後の生涯教育が年間 12〜15 時間の受講が義務づけられており，知識・技術の資質向上をはかる努力が広く社会に認められている．

表8-2　米国の歯科衛生士教育内容

英文・実用英語	口腔解剖学・口腔解剖学実習	歯科衛生士概論
リーディング	口腔組織学・生理学	歯科衛生学・歯科衛生実習
解剖・組織・発生学	病理学・口腔病理学実習	応急処置学
微生物・口腔微生物学	薬理学・薬理学実習	公衆衛生学
科学・数学・心理学 小論文	放射線学・ エックス線撮影実習	局所麻酔学 笑気ガス学
栄養学・社会学・演説学	歯周病学	歯科統計学
論理学	歯科材料学	

表8-3　米国の歯科衛生士の業務

問診
口腔内の検査・評価・全身の健康把握
歯周組織検査
エックス線写真撮影 口腔内写真撮影
歯周治療・歯石除去・プラーク除去
う蝕予防処置（シーラント・フッ化物応用）
フッ化物の処方・マウスリンスの処方
局所麻酔処置・亜酸化窒素（笑気）ガス処置
口腔内疾患の再発防止と予防

2. 欧州（英国）

　英国では，現在3年制の歯科衛生士教育が行われており，21校の養成校がある．英国のほとんどの教育機関で，歯科衛生士とデンタルセラピストの教育システムを備えている．デンタルセラピストとは，かつて英国では歯科医師の養成機関が少なかったため，歯科診療行為の一部（主に乳歯の治療の一部）を担う歯科衛生士である．教育はGeneral dental council（GDC）によって定められた徹底した教育カリキュラムで行われている．3年間で320単位履修し，さらにGDCと大学のガイドラインによる試験に合格した者に，歯科衛生士とデンタルセラピストの準学士が与えられている．

　日本と同様，歯科衛生士はスケーリング・ルートプレーニングを行うが，そのために局所麻酔，浸潤麻酔，エックス線写真撮影，歯周疾患診査などを行うことにより，歯科衛生診断を行っている．また，日本の歯科診療の補助にあたる業務はデンタルナースが行うが，その教育機関は歯科衛生士教育にはない（**表8-4**）．

3. 北欧（スウェーデン）

　スウェーデンでは，1968年に歯科衛生士教育が始まり，現在，歯科衛生士養成校は6校ある．2年間で専門教育を修了後，筆記試験，口頭試問，臨床・臨地試験を

表 8-4　英国の歯科衛生士の業務

歯科衛生士	デンタルセラピスト
歯周疾患の経過観察	乳歯の根管治療
口腔衛生指導	乳歯冠の装着
歯科保健指導（栄養教育，禁煙指導を含む）	乳歯の抜歯
スケーリング・ルートプレーニング（SRP）エックス線写真撮影	乳歯・永久歯の一般的な修復治療
非外科的歯周療法	
SRP のための局所麻酔歯科神経ブロック	
歯科衛生診断	
予防薬物塗布	

表 8-5　スウェーデンの歯科衛生士教育内容

解剖学	心理学	歯周病学
口腔細菌学	麻酔学	カリオロジー
生理学	高齢者歯科学	口腔放射線学
組織・発生学	病院歯科学	小児・矯正学
生化学	補綴・歯科材料学	口腔生理学
栄養学	口腔医学・看護学	口腔病理学

表 8-6　スウェーデンの歯科衛生士の業務

問診
口腔内検査
リスク検査
口腔衛生管理
エックス線写真撮影口腔内写真撮影
歯周治療・う蝕治療
定期検診
口腔内疾患の再発防止と予防
啓蒙活動

受験し，卒業すると口腔衛生の専門職として臨床資格を得る．さらに1年間，2年間，5年間の専門課程を選択することもできる（**表 8-5**）．

　業務内容は問診，口腔内診査，唾液・細菌検査，口腔衛生管理，エックス線写真撮影，口腔内写真撮影，歯周治療，う蝕治療，定期健診，口腔疾患の再発防止と予防，啓発活動などであり，日本の歯科衛生士が行う歯科診療の補助は含まれていない（**表 8-6**）．

　また，歯科衛生士が自分のデンタルハイジニストオフィスを開業し，独立して運営することができる．スウェーデンでは，予防に対する取り組みを国家レベルで行っており，歯科衛生士はその専門家として認められている．

4.　韓　国

　1995 年より 3 年制教育が始まり，現在 3 年制と 4 年制の養成校が 81 校ある．就業者数は 24,570 名（2013 年）でほぼ 100％就業している．業務内容は，歯科診療の補助，予防処置，健康教育の 3 つとなっており，日本と類似している．しかし，エックス線写真撮影を行うことが許されている．

❸—社会におけるニーズと今後

　歴史的背景や行政，社会保障制度などが国によって異なるため，歯科衛生士の責務や教育内容，業務も異なる．それは，人びとの歯・口腔の健康維持や疾患予防への認識の違いも同様であると考えられる．

　近年，わが国における国民の歯科意識調査[2]によると「定期的歯科健診が必要である」79％，「お口の健康について積極的に予防を行いたい」77％，さらに「定期的に歯科医院でケアを受けた」人が増加傾向にあり，歯・口腔の健康に対する意識は徐々に高くなりつつある．高齢社会のわが国において，今後ますます歯・口腔の健康へのニーズは高まると思われる．それに伴い，いっそう歯科衛生士の活躍の場が拡がり，チーム医療の一員としても重要な職種となるであろう．

参考文献

1) 日本歯科医師会：FDI 世界各国の歯科医業に関する基本事項調査，歯科医師会，東京，1993.
2) ジーシー友の会：国民の意識調査—お口の健康に対する意識・要望を聞く—．ジーシー株式会社，2004.
3) 中垣晴男ほか：厚生労働科学研究　歯科衛生士教育における臨地実習指導の在り方とその到達目標に関する研究．総括研究報告書，2007.
4) 中垣晴男ほか：世界の歯科衛生士教育事情調査①〜③．日本歯科評論，2007.
5) 社団法人日本歯科衛生士会：日本歯科衛生士会ガイドブック 2009．日本歯科衛生士会，2009.
6) 小黒　章：歯科医療の変容と米国の歯科衛生士教育．明倫歯誌，4（1）：9〜15，2001.
7) 小原由紀：スウェーデン研修レポート，Ⅱスウェーデンにおける歯科衛生士教育と歯科保健の課題．日本歯科評論，67（8），2007.
8) 太田克子：アメリカにおける歯科衛生士教育について一考察．順正短期大学研究紀要 34 号，37〜48，2005.
9) 河田安佳里：世界の歯科衛生士の比較・検討：日本・アメリカ・スウェーデン・韓国．東京歯科大学歯科衛生士専門学校卒業論文集，2006.
10) 増川　健：Maria Odeen 講習会レポート．Dental Hygiene World Vol. 3，2008.
11) Patricia, M. Johnson.：International Profiles of dental hygiene 1987 to 2006：21-nation comparative study. International Dental Journal., 59（2），2009.
12) 竹内泰子，星野由香里：歯科疾患予防大国スウェーデンにおける歯科衛生士の役割．歯科衛生士，30（8）：23〜32，2006.
13) 中條さやか：アメリカの歯科衛生士事情と歯科衛生治療のステップ "ADPIE"．DHstyle，2012（2）：56〜61，2012.

付 1 歯科衛生士と関わる専門職

医療関係者	主な業務
歯科医師	・歯科医療　・歯科保健指導
歯科技工士	・歯科技工物（歯科医療のための補綴物，充填物，矯正装置など）の作成，修理，加工
医師	・医療　・保健指導
看護師	・傷病者や褥婦に対する療養上の世話　・傷病者や褥婦に対する診療の補助
助産師	・助産　・妊婦，褥婦，新生児の保健指導
薬剤師	・薬の調剤　・医薬品の供給
臨床検査技師	・微生物学的検査，血清学的検査，血液学的検査，病理学的検査，寄生虫学的検査，生化学的検査 ・脳波計，心電計などを使用する生理的検査
診療放射線技師	・人体への放射線の照射
保健師	・保健指導
理学療法士	・理学療法（病気，けが，高齢，障害などによって運動機能が低下した状態にある人々に対し，運動機能の維持・改善を目的に運動，温熱，電気，水，光線などの物理的手段を用いて行われる治療）を行う
作業療法士	・作業療法（身体または精神に障害のある者，またはそれが予測される者に対し，主体的な生活の獲得を図るため，諸機能の回復，維持および開発を促す作業活動を用いて，治療，指導および援助を行う治療）を行う
言語聴覚士	・音声機能，言語機能，聴覚に障害のある者への言語訓練その他の訓練 ・訓練に必要な検査および助言，指導その他の援助
介護福祉士	・社会福祉（主として介護）業務
社会福祉士	・社会福祉（主として相談・援助等）業務
介護支援専門員	・居宅介護サービス計画（ケアプラン）の作成　・介護サービス事業者との連絡・調整
精神保健福祉士	・精神障害者の抱える生活問題や社会問題解決の支援
管理栄養士	・傷病者に対する療養のため必要な栄養の指導，個人の身体の状況，栄養状態などに応じた栄養の指導 ・特定多人数施設の給食管理および栄養改善上必要な指導

付 2 歯科衛生士法指定規則　教育内容

教育内容		単位数
基礎分野	科学的思考の基盤	10
	人間と生活	
専門基礎分野	人体（歯・口腔を除く.）の構造と機能	4
	歯・口腔の構造と機能	5
	疾病の成り立ち及び回復過程の促進	6
	歯・口腔の健康と予防に関わる人間と社会の仕組み	7
専門分野	歯科衛生士概論	2
	臨床歯科医学	8
	歯科予防処置論	8
	歯科保健指導論	7
	歯科診療補助論	9
	臨地実習（臨床実習を含む.）	20
選択必修分野		7
合計		93

〔歯科衛生士学校養成所指定規則の別表（平成7年）〕

付3 国際歯科衛生士連盟（IFDH）倫理綱領

【序　文】

歯科衛生士の基本的責任は，口腔の健康を保持・増進することである．

われわれは，歯科臨床，治療への方策，健康教育を人びとに提供する．われわれは，口腔保健の専門家としてすべての人びとに奉仕し，公衆の健康の質を高める．

歯科保健の必要性は普遍的であり，人種，皮膚の色，年齢，性別，言語，宗教，政治そのほかの意見，国籍，社会的地位，財産，出生あるいは身分などによって制約されるものではない．

歯科衛生士は，口腔保健サービスの提供を，個人，家族，地域社会から要請されている．

歯科衛生士として雇用関係において仕事をする場合，十分な能力を保持し，誠実に業務を遂行し，正当な経済的保障を得る．

被雇用者としての立場であっても，患者の幸福のために健康を第一に考えるという倫理的責任を低下するものではない．

また，患者のために十分に能力を発揮し，責務を果たし，知識を活用するという権利を低下するものでもない．

歯科衛生士は，他のヘルスケアの専門家と協力し，誠実に尊敬の念をもって業務を遂行する．

【倫理綱領】

倫理綱領は，次の基本要素が設けられ，それぞれの領域において倫理的行為の基準が示されている．これは歯科衛生士の行動指針であり，上記の価値観を体化するものである．

(1) 歯科衛生士と人びとおよび社会

・歯科衛生士は，個人および家族，地域社会の人権や価値観，習慣，精神的信念が尊重されるような環境の実現を促すよう努力する．

・歯科衛生士は，それぞれ患者が治療についての十分かつ適切な情報を得ていることを確認し，それに基づいて治療や関連する歯科衛生の処置の同意を得る．

・歯科衛生士は，患者の必要性と要求に応じたサービスを行う．

・歯科衛生士は，個人の秘密を守りプライバシーの保護に努める．またこれを共有する場合は専門家としての適切な判断に基づいて行う．

・歯科衛生士は，歯科衛生の実践におけるすべての廃棄物を責任をもって処分することで自然環境を保護する．

・歯科衛生士は，自分の個人的関心が，専門的な責務と齟齬が生じたときは，患者のために，それらを明らかにし，解決するよう努める．

(2) 歯科衛生士と実践

・歯科衛生士は，業務の遂行のための資格，知識，訓練，技術，判断力，および安全に臨床業務を行う能力水準をもつ．

・歯科衛生士は，専門領域の知識と関連諸法令に精通する．

・歯科衛生士は，常に誠実さをもって，業務を行い，業務基準を守り，法律上の範囲内で業務を遂行する．

・歯科衛生士は，個人として能力を保持し，常に学習とトレーニングを続けることで現在の専門的知識を高める責任がある．

・歯科衛生士は，患者の必要性に応じ，安全で良心的な費用で受けられるサービスの選択肢を提供する．

・歯科衛生士は，時宜を得た適切なケアを供給し，専門的なサービスに見合う費用を請求する．

・歯科衛生士は，業務を遂行する際に，技術と科学の進歩が人びとの安全および尊厳，権利を脅かすことなくこれらと共存することを保証する．

(3) 歯科衛生士と共働者

・歯科衛生士は，口腔衛生にかかわる同僚および他の関係職能を尊敬し，相互協調に努める．

・歯科衛生士は，患者のケアにおいて，協力して働くヘルスケアの専門家の技術と知識を認めあう．

・歯科衛生士は，患者の健康に矛盾する，不適切なケアが他の口腔ケアの専門家によってなされているときは，患者の権利を守る．

(4) 歯科衛生士と専門性

・歯科衛生士は，国内の法律で認められた権利の範囲内で歯科衛生士業務の基準を守り，また基準に勝る技能を提供する．

・歯科衛生士は，現在従事している専門的知識に基づいた研究を発展させ，主なものを公開するよう積極的に取り込む．

・歯科衛生士は，その専門的組織を通じ活動することにより，歯科保健における正当な社会経済的労働条件の確立と維持に参画する．

・歯科衛生士は，人びとを尊重し，その健康についての権利を守るよう専門家として努める．

付4 歯科衛生士の倫理綱領（公益社団法人日本歯科衛生士会，令和元年6月）

【前　文】

　口腔の健康は，健康で質の高い生活を営む上で基礎的かつ重要な役割を果たしている．

　歯科衛生士は，人々の歯科疾患を予防し，口腔衛生の向上を図ることにより，口腔の健康の保持増進に貢献することを使命としている．

　歯科衛生士は，免許によって歯科衛生の専門職として認められた者であり，あらゆる人々に対して，生涯を通じた歯科疾患の予防とともに，口腔衛生管理，口腔機能管理による口腔健康管理を提供し，人生の最期まで，その人らしく生きることを支援する．

　歯科衛生業務は，人の生きる権利，尊厳を保つ権利および平等に口腔健康管理の支援を受ける権利などの人権を尊重し，信頼関係に基づいて遂行されなければならない．

　歯科衛生士の倫理綱領は，病院，診療所，介護・福祉施設，地域，事業所，企業，教育養成機関，研究機関，行政機関など，あらゆる場において，歯科衛生業務を実践するための行動指針であり，同時に，歯科衛生士としての基本的な役割と責務を社会に対して明示するものである．

【条　文】

1. 歯科衛生士は，人の生命，人格，人権を尊重する．
2. 歯科衛生士は，平等，公平，誠実に業務を遂行する．
3. 歯科衛生士は，十分な説明と信頼関係に基づき業務を遂行する．
4. 歯科衛生士は，人々の知る権利および自己決定の権利を尊重し，擁護する．
5. 歯科衛生士は，守秘義務を遵守し，個人情報の保護に努める．
6. 歯科衛生士は，対象となる人の口腔の健康が阻害され危険にさらされているときは，その人を保護し，安全を確保する．
7. 歯科衛生士は，歯科衛生士法および関係諸法令を遵守し，業務の質および自律性の確保に努める．
8. 歯科衛生士は，自己研鑽に励み，専門職としての能力の維持向上・開発に努める．
9. 歯科衛生士は，他の保健医療福祉関係者と連携・協働し，適切な口腔健康管理の確保に努める．
10. 歯科衛生士は，業務の質を高めるために望ましい基準を設定し，実施する．
11. 歯科衛生士は，業務の実践や研究を通して歯科衛生学の発展に寄与する．
12. 歯科衛生士は，対象となる人の不利益を受けない権利，プライバシーを守る権利を尊重する．
13. 歯科衛生士は，より質の高い業務を実践するため，健康的な職業生活の実現に努める．
14. 歯科衛生士は，社会や人々の信頼を得るよう，個人としての品行を高く維持する．
15. 歯科衛生士は，健康に関連する環境問題について社会と責任を共有する．
16. 歯科衛生士は，口腔の健康を保持増進するための制度や施策を推進するため，専門職組織を通じて行動し，よりよい社会作りに貢献する．

付5 歯科衛生士法（昭和23年7月30日法律第204号）

施行　昭和23年10月27日
改正　昭28法213，昭29法71，昭30法167，昭42法120，昭44法51，昭56法51，昭57法69，平元法31，平5法89，平7法91，平11法87，平13法87・法153，平14法1，平18法50，平21法20，平26法51・法69・法83
最終改正　平成26年6月25日法律第83号

【法律の目的】

第1条　この法律は，歯科衛生士の資格を定め，もって歯科疾患の予防及び口くう衛生の向上を図ることを目的とする．

【歯科衛生士の定義】

第2条　この法律において「歯科衛生士」とは，厚生労働大臣の免許を受けて，歯科医師（歯科医業をなすことのできる医師を含む．以下同じ）の指導の下に，歯牙及び口腔の疾患の予防処置として次に掲げる行為を行うことを業とする者をいう．

一　歯牙露出面及び正常な歯茎の遊離縁下の付着物及び沈着物を機械的操作によって除去すること．

二　歯牙及び口腔に対して薬物を塗布すること．

2　歯科衛生士は，保健師助産師看護師法（昭和23年法律第203号）第31条第1項及び第32条の規定にかかわらず，歯科診療の補助をなすことを業とすることができる．

3　歯科衛生士は，前2項に規定する業務のほか，歯科衛生士の名称を用いて，歯科保健指導をなすことを業とすることができる．

【免　許】

第3条　歯科衛生士になろうとする者は，歯科衛生士国家試験（以下「試験」という）に合格し，厚生労働大臣の歯科衛生士免許（以下「免許」という）を受けなければならない．

【欠格事由】

第4条　次の各号のいずれかに該当する者には，免許を与えないことがある．

一　罰金以上の刑に処せられた者

二　前号に該当する者を除くほか，歯科衛生士の業務（歯科診療の補助の業務及び歯科衛生士の名称を用いてなす歯科保健指導の業務を含む．次号，第6条第3項及び第8条第1項において「業務」という）に関し犯罪又は不正の行為があった者

三　心身の障害により業務を適正に行うことができない者として厚生労働省令で定めるもの

四　麻薬，あへん又は大麻の中毒者

【歯科衛生士名簿】

第5条 厚生労働省に歯科衛生士名簿を備え，免許に関する事項を登録する．

【登録・免許証の交付及び届出】

第6条 免許は，試験に合格した者の申請により，歯科衛生士名簿に登録することによって行う．

2 厚生労働大臣は，免許を与えたときは，歯科衛生士免許証（以下「免許証」という）を交付する．

3 業務に従事する歯科衛生士は，厚生労働省令で定める2年ごとの年の12月31日現在における氏名，住所その他厚生労働省令で定める事項を，当該年の翌年1月15日までに，その就業地の都道府県知事に届け出なければならない．

【意見の聴取】

第7条 厚生労働大臣は，免許を申請した者について，第4条第3号に掲げる者に該当すると認め，同条の規定により免許を与えないこととするときは，あらかじめ，当該申請者にその旨を通知し，その求めがあったときは，厚生労働大臣の指定する職員にその意見を聴取させなければならない．

【免許の取消し・業務停止及び再免許】

第8条 歯科衛生士が，第4条各号のいずれかに該当し，又は歯科衛生士としての品位を損するような行為のあったときは，厚生労働大臣は，その免許を取り消し，又は期間を定めて業務の停止を命ずることができる．

2 前項の規定による取消処分を受けた者であっても，その者がその取消しの理由となった事項に該当しなくなったとき，その他その後の事情により再び免許を与えるのが適当であると認められるに至ったときは，再免許を与えることができる．この場合において，第6条第1項及び第2項の規定を準用する．

【指定登録機関】

第8条の2 厚生労働大臣は，厚生労働省令で定めるところにより，その指定する者（以下「指定登録機関」という）に，歯科衛生士の登録の実施等に関する事務（以下「登録事務」という）を行わせることができる．

2 指定登録機関の指定は，厚生労働省令で定めるところにより，登録事務を行おうとする者の申請により行う．

3 厚生労働大臣は，他に指定を受けた者がなく，かつ，前項の申請が次の各号に掲げる要件を満たしていると認めるときでなければ，指定登録機関の指定をしてはならない．

一 職員，設備，登録事務の実施の方法その他の事項についての登録事務の実施に関する計画が，登録事務の適正かつ確実な実施のために適切なものであること．

二 前号の登録事務の実施に関する計画の適正かつ確実な実施に必要な経理的及び技術的な基礎を有するものであること．

4 厚生労働大臣は，第2項の申請が次の各号のいずれかに該当するときは，指定登録機関の指定をしてはならない．

一 申請者が，一般社団法人又は一般財団法人以外の者であること．

二 申請者が，その行う登録事務以外の業務により登録事務を公正に実施することができないおそれがあること．

三 申請者が，第8条の13の規定により指定を取り消され，その取消しの日から起算して2年を経過しない者であること．

四 申請者の役員のうちに，次のいずれかに該当する者があること．

イ この法律に違反して，刑に処せられ，その執行を終わ

り，又は執行を受けることがなくなった日から起算して2年を経過しない者

ロ 次条第2項の規定による命令により解任され，その解任の日から起算して2年を経過しない者

【役員の選任及び解任】

第8条の3 指定登録機関の役員の選任及び解任は，厚生労働大臣の認可を受けなければ，その効力を生じない．

2 厚生労働大臣は，指定登録機関の役員が，この法律（この法律に基づく命令又は処分を含む）若しくは第8条の5第1項に規定する登録事務規程に違反する行為をしたとき，又は登録事務に関し著しく不適当な行為をしたときは，指定登録機関に対し，当該役員の解任を命ずることができる．

【事業計画及び収支予算】

第8条の4 指定登録機関は，毎事業年度，事業計画及び収支予算を作成し，当該事業年度の開始前に（指定を受けた日の属する事業年度にあっては，その指定を受けた後遅滞なく），厚生労働大臣の認可を受けなければならない．これを変更しようとするときも，同様とする．

2 指定登録機関は，毎事業年度の経過後3月以内に，その事業年度の事業報告書及び収支決算書を作成し，厚生労働大臣に提出しなければならない，

【登録事務規程】

第8条の5 指定登録機関は，登録事務の開始前に，登録事務の実施に関する規程（以下「登録事務規程」という）を定め，厚生労働大臣の認可を受けなければならない．これを変更しようとするときも，同様とする．

2 登録事務規程で定めるべき事項は，厚生労働省令で定める．

3 厚生労働大臣は，第1項の認可をした登録事務規程が登録事務の適正かつ確実な実施上不適当となったと認めるときは，指定登録機関に対し，これを変更すべきことを命ずることができる．

【規定の適用】

第8条の6 指定登録機関が登録事務を行う場合における第5条及び第6条第2項（第8条第2項において準用する場合を含む）の規定の適用については，第5条中「厚生労働省」とあるのは「指定登録機関」と，第6条第2項中「厚生労働大臣は，」とあるのは「厚生労働大臣が」と，「歯科衛生士免許証（以下「免許証」という）」とあるのは「指定登録機関は，歯科衛生士免許証明書」とする．

2 指定登録機関が登録事務を行う場合において，歯科衛生士の登録又は免許証若しくは歯科衛生士免許証明書（以下「免許証明書」という）の書換え交付若しくは再交付を受けようとする者は実費を勘案して政令で定める額の手数料を指定登録機関に納付しなければならない．

3 前項の規程により指定登録機関に納められた手数料は，指定登録機関の収入とする．

【秘密を守る義務等】

第8条の7 指定登録機関の役員若しくは職員又はこれらの職にあった者は，登録事務に関して知り得た秘密を漏らしてはならない．

2 登録事務に従事する指定登録機関の役員又は職員は，刑法（明治40年法律第45号）その他の罰則の適用については，法令により公務に従事する職員とみなす．

【帳簿の備付け等】

第8条の8 指定登録機関は，厚生労働省令で定めるところにより，登録事務に関する事項で厚生労働省令で定めるものを記載した帳簿を備え，これを保存しなければならない．

【監督命令】

第8条の9 厚生労働大臣は，この法律を施行するため必要があると認めるときは，指定登録機関に対し，登録事務に関し監督上必要な命令をすることができる．

【報告】

第8条の10 厚生労働大臣は，この法律を施行するため必要があると認めるときは，その必要な限度で，厚生労働省令で定めるところにより，指定登録機関に対し，報告をさせることができる．

【立入検査】

第8条の11 厚生労働大臣は，この法律を施行するため必要があると認めるときは，その必要な限度で，その職員に，指定登録機関の事務所に立ち入り，指定登録機関の帳簿，書類その他必要な物件を検査させ，又は関係者に質問させることができる．

2 前項の規定により立入検査を行う職員は，その身分を示す証明書を携帯し，かつ，関係者の請求があるときは，これを提示しなければならない．

3 第1項に規定する権限は，犯罪捜査のために認められたものと解釈してはならない．

【登録事務の休廃止】

第8条の12 指定登録機関は，厚生労働大臣の許可を受けなければ，登録事務の全部又は一部を休止し，又は廃止してはならない．

【指定の取消し等】

第8条の13 厚生労働大臣は，指定登録機関が第8条の2第4項各号（第3号を除く）のいずれかに該当するに至ったときは，その指定を取り消さなければならない．

2 厚生労働大臣は，指定登録機関が次の各号のいずれかに該当するに至ったときは，その指定を取り消し，又は期間を定めて登録事務の全部若しくは一部の停止を命ずることができる．

　一 第8条の2第3項各号に掲げる要件を満たさなくなったと認められるとき．

　二 第8条の3第2項，第8条の5第3項又は第8条の9の規定による命令に違反したとき．

　三 第8条の4又は前条の規定に違反したとき．

　四 第8条の5第1項の認可を受けた登録事務規程によらないで登録事務を行ったとき．

　五 次条第1項の条件に違反したとき．

【指定等の条件】

第8条の14 第8条の2第1項，第8条の3第1項，第8条の4第1項，第8条の5第1項又は第8条の12の規定による指定，認可又は許可には，条件を付し，及びこれを変更することができる．

2 前項の条件は，当該指定，認可又は許可に係る事項の確実な実施を図るため必要な最小限度のものに限り，かつ，当該指定，認可又は許可を受ける者に不当な義務を課することとなるものであってはならない．

第8条の15 削除

【不服申立て】

第8条の16 指定登録機関が行う登録事務に係る処分又はその不作為について不服がある者は，厚生労働大臣に対し，審査請求をすることができる．この場合において，厚生労働大臣は，行政不服審査法（平成26年法律第68号）第25条第2項及び第3項，第46条第1項及び第2項，第47条並びに第49条第3項の規定の適用については，指定登録機関の上

級行政庁とみなす．

【厚生労働大臣による登録事務の実施等】

第8条の17 厚生労働大臣は，指定登録機関の指定をしたときは，登録事務を行わないものとする．

2 厚生労働大臣は，指定登録機関が第8条の12の規定による許可を受けて登録事務の全部若しくは一部を休止したとき，第8条の13第2項の規定により指定登録機関に対し登録事務の全部若しくは一部の停止を命じたとき，又は指定登録機関が天災その他の事由により登録事務の全部若しくは一部を実施することが困難となった場合において必要があると認めるときは，登録事務の全部又は一部を自ら行うものとする．

【公示】

第8条の18 厚生労働大臣は，次に掲げる場合には，その旨を官報に公示しなければならない．

　一 第8条の2第1項の規定による指定をしたとき．

　二 第8条の12の規定による許可をしたとき．

　三 第8条の13の規定により指定を取り消し，又は登録事務の全部若しくは一部の停止を命じたとき．

　四 前条第2項の規定により登録事務の全部若しくは一部を自ら行うこととするとき，又は自ら行っていた登録事務の全部若しくは一部を行わないこととするとき．

【厚生労働省令への委任】

第9条 この法律に規定するもののほか，免許の申請，歯科衛生士名簿の登録，訂正及び抹消，免許証又は免許証明書の交付，書換え交付，再交付，返納及び提出，住所の届出，指定登録機関及びその行う登録事務並びに登録事務の引継ぎに関する事項は，厚生労働省令で定める．

【試験の目的】

第10条 試験は，歯科衛生士として必要な知識及び技能について，これを行う．

【試験の実施】

第11条 試験は，厚生労働大臣が，毎年少なくとも1回これを行う．

【試験に関する不正行為の禁止】

第11条の2 厚生労働大臣は，厚生労働省に置く歯科衛生士試験委員（次項において「試験委員」という）に，試験の問題の作成及び採点を行わせる．

2 試験委員は，試験の問題の作成及び採点について，厳正を保持し不正の行為のないようにしなければならない．

【受験資格】

第12条 試験は，次の各号のいずれかに該当する者でなければ，これを受けることができない．

　一 文部科学大臣の指定した歯科衛生士学校を卒業した者

　二 都道府県知事の指定した歯科衛生士養成所を卒業した者

　三 外国の歯科衛生士学校を卒業し，又は外国において歯科衛生士免許を得た者で，厚生労働大臣が前二号に掲げる者と同等以上の知識及び技能を有すると認めたもの

【試験に関して不正行為のあった場合の受験の停止又は試験の無効等】

第12条の2 厚生労働大臣は，試験に関して不正の行為があった場合には，その不正の行為に関係のある者について，その受験を停止させ，又はその試験を無効とすることができる．

2 厚生労働大臣は，前項の規定による処分を受けた者について，期間を定めて試験を受けることができないものとすることができる．

【受験手数料】

第12条の3 試験を受けようとする者は，実費を勘案して政令

で定める額の受験手数料を国に納付しなければならない.

2 前項の受験手数料は,これを納付した者が試験を受けない場合においても,返還しない.

【試験事務】

第 12 条の 4 厚生労働大臣は,厚生労働省令で定めるところにより,その指定する者（以下「指定試験機関」という）に,試験の実施に関する事務（以下「試験事務」という）を行わせることができる.

2 指定試験機関の指定は,厚生労働省令で定めるところにより,試験事務を行おうとする者の申請により行う.

【試験委員の選定】

第 12 条の 5 指定試験機関は,試験の問題の作成及び採点を歯科衛生士試験委員（次項,次条及び第 12 条の 8 において「試験委員」という）に行わせなければならない.

2 指定試験機関は,試験委員を選任しようとするときは,厚生労働省令で定める要件を備える者のうちから選任しなければならない.

【試験に関する不正行為の禁止】

第 12 条の 6 試験委員は,試験の問題の作成及び採点について,厳正を保持し不正の行為のないようにしなければならない.

【受験の停止】

第 12 条の 7 指定試験機関が試験事務を行う場合において,指定試験機関は,試験に関して不正の行為があったときは,その不正行為に関係のある者について,その受験を停止させることができる.

2 前項に定めるもののほか,指定試験機関が試験事務を行う場合における第 12 条の 2 及び第 12 条の 3 第 1 項の規定の適用については,第 12 条の 2 第 1 項中「その受験を停止させ,又はその試験」とあるのは「その試験」と,同条第 2 項中「前項」とあるのは「前項又は第 12 条の 7 第 1 項」と,第 12 条の 3 第 1 項中「国」とあるのは「指定試験機関」とする.

3 前項の規定により読み替えて適用する第 12 条の 3 第 1 項の規定により指定試験機関に納められた受験手数料は,指定試験機関の収入とする.

【準　用】

第 12 条の 8 第 8 条の 2 第 3 項及び第 4 項,第 8 条の 3 から第 8 条の 5 まで,第 8 条の 7 から第 8 条の 14 まで並びに第 8 条の 16 から第 8 条の 18 までの規定は,指定試験機関について準用する.この場合において,これらの規定中「登録事務」とあるのは「試験事務」と,「登録事務規程」とあるのは「試験事務規程」と,第 8 条の 2 第 3 項中「前項」とあり,及び同条第 4 項各号列記以外の部分中「第 2 項」とあるのは「第 12 条の 4 第 2 項」と,第 8 条の 3 及び第 8 条の 7 中「役員」とあるのは「役員（試験委員を含む）」と,第 8 条の 13 第 2 項第 3 号中「又は前条」とあるのは,「前条又は第 12 条の 5」と,第 8 条の 14 第 1 項及び第 8 条の 18 第 1 号中「第 8 条の 2 第 1 項」とあるのは「第 12 条の 4 第 1 項」と読み替えるものとする.

【政令及び厚生労働省令への委任】

第 12 条の 9 この法律に規定するもののほか,歯科衛生士学校又は歯科衛生士養成所の指定及びその取消しに関し必要な事項は政令で,試験科目,受験手続その他試験に関し必要な事項並びに指定試験機関及びその行う試験事務並びに試験事務の引継ぎに関し必要な事項は厚生労働省令で定める.

【歯科衛生業務の制限】

第 13 条 歯科衛生士でなければ,第 2 条第 1 項に規定する業をしてはならない.但し,歯科医師法（昭和 23 年法律第 202 号）の規定に基いてなす場合は,この限りでない.

【歯科医療行為の禁止】

第 13 条の 2 歯科衛生士は,歯科診療の補助をなすに当っては,主治の歯科医師の指示があった場合を除くほか,診療機械を使用し,医薬品を授与し,又は医薬品について指示をなし,その他歯科医師が行うのでなければ衛生上危害を生ずるおそれのある行為をしてはならない.ただし,臨時応急の手当をすることは,さしつかえない.

【指　示】

第 13 条の 3 歯科衛生士は,歯科保健指導をなすに当たって主治の歯科医師又は医師があるときは,その指示を受けなければならない.

第 13 条の 4 歯科衛生士は,歯科保健指導の業務に関して就業地を管轄する保健所の長の指示を受けたときは,これに従わなければならない.ただし,前条の規定の適用を妨げない.

第 13 条の 5 歯科衛生士は,その業務を行うに当たっては,歯科医師その他の歯科医療関係者との緊密な連携を図り,適正な歯科医療の確保に努めなければならない.

【秘密を守る義務】

第 13 条の 6 歯科衛生士は,正当な理由がなく,その業務上知り得た人の秘密を漏らしてはならない.歯科衛生士でなくなった後においても,同様とする.

【名称の使用制限】

第 13 条の 7 歯科衛生士でない者は,歯科衛生士又はこれに紛らわしい名称を使用してはならない.

【権限の委任】

第 13 条の 8 この法律に規定する厚生労働大臣の権限は,厚生労働省令で定めるところにより,地方厚生局長に委任することができる.

2 前項の規定により地方厚生局長に委任された権限は,厚生労働省令で定めるところにより,地方厚生支局長に委任することができる.

【罰　則】

第 14 条 次の各号のいずれかに該当する者は,1 年以下の懲役若しくは 50 万円以下の罰金に処し,又はこれを併科する.

一 第 13 条の規定に違反した者

二 虚偽又は不正の事実に基づいて免許を受けた者

第 15 条 第 8 条の 7 第 1 項（第 12 条の 8 において準用する場合を含む）の規定に違反した者は,1 年以下の懲役又は 50 万円以下の罰金に処する.

第 16 条 第 8 条の 13 第 2 項（第 12 条の 8 において準用する場合を含む）の規定による登録事務又は試験事務の停止の命令に違反したときは,その違反行為をした指定登録機関又は指定試験機関の役員又は職員は,1 年以下の懲役又は 50 万円以下の罰金に処する.

第 17 条 第 11 条の 2 第 2 項又は第 12 条の 6 の規定に違反して,不正の採点をした者は,1 年以下の懲役又は 50 万円以下の罰金に処する.

第 18 条 次の各号のいずれかに該当する者は,6 月以下の懲役若しくは 30 万円以下の罰金に処し,又はこれを併科する.

一 第 8 条第 1 項の規定により業務の停止を命ぜられた者で,当該停止を命ぜられた期間中に,業務を行ったもの

二 第 13 条の 2 から第 13 条の 4 までの規定に違反した者

第 19 条 第 13 条の 6 の規定に違反した者は,50 万円以下の

罰金に処する．

2　前項の罪は，告訴がなければ公訴を提起することができない．

第20条　次の各号のいずれかに該当する者は，30万円以下の罰金に処する．

一　第6条第3項の規定に違反した者

二　第13条の7の規定に違反した者

第21条　次の各号のいずれかに該当するときは，その違反行為をした指定登録機関又は指定試験機関の役員又は職員は，30万円以下の罰金に処する．

一　第8条の8（第12条の8において準用する場合を含む）の規定に違反して帳簿を備えず，帳簿に記載せず，若しくは帳簿に虚偽の記載をし，又は帳簿を保存しなかったとき．

二　第8条の10（第12条の8において準用する場合を含む）の規定による報告をせず，又は虚偽の報告をしたとき．

三　第8条の11第1項（第12条の8において準用する場合を含む）の規定による立入り若しくは検査を拒み，妨げ，若しくは忌避し，又は質問に対して陳述せず，若しくは虚偽の陳述をしたとき．

四　第8条の12（第12条の8において準用する場合を含む）の許可を受けないで登録事務又は試験事務の全部を廃止したとき．

　　　附　則

1　この法律は，歯科医師法施行の日から，これを施行する．

2　国は，当分の間，都道府県に対し，第12条第2号に規定する歯科衛生士養成所の整備で日本電信電話株式会社の株式の売払収入の活用による社会資本の整備の促進に関する特別措置法（昭和62年法律第86号）第2条第1項第2号に該当するものにつき，当該都道府県が自ら行う場合にあってはその要する費用に充てる資金の一部を，都道府県以外の歯科衛生士養成所の設置者が行う場合にあっては当該設置者に対し当該都道府県が補助する費用に充てる資金の一部を，予算の範囲内において，無利子で貸し付けることができる．

3　前項の国の貸付金の償還期間は，5年（2年以内の据置期間を含む）以内で政令で定める期間とする．

4　前項に定めるもののほか，附則第2項の規定による貸付金の償還方法，償還期限の繰上げその他償還に関し必要な事項は，政令で定める．

5　国は，附則第2項の規定により都道府県に対し貸付けを行った場合には，当該貸付けの対象である歯科衛生士養成所の整備について，当該貸付金に相当する金額の補助を行うものとし，当該補助については，当該貸付金の償還時において，当該貸付金の償還金に相当する金額を交付することにより行うものとする．

6　都道府県が，附則第2項の規定による貸付けを受けた無利子貸付金について，附則第3項及び第4項の規定に基づき定められる償還期限を繰り上げて償還を行った場合（政令で定める場合を除く）における前項の規定の適用については，当該償還は，当該償還期限の到来時に行われたものとみなす．

　　　附　則（昭和28年8月15日法律第213号）抄

1　この法律は，昭和28年9月1日から施行する．

2　この法律施行前従前の法令の規定によりなされた許可，認可その他の処分又は申請，届出その他の手続は，それぞれ改正後の相当規定に基いてなされた処分又は手続とみなす．

　　　附　則（昭和29年4月22日法律第71号）抄
（施行期日）

1　この法律は，昭和29年5月1日から施行する．

　　　附　則（昭和30年8月16日法律第167号）
（施行期日）

1　この法律は，公布の日から施行する．

（経過規定）

2　新法第8条第2項の規定は，歯科衛生士が歯科診療の補助に関しこの法律の施行前に行った犯罪又は不正の行為についても，適用する．

3　この法律の施行前歯科衛生士である間に歯科診療の補助に関し保健婦助産婦看護婦法第31条第1項又は第32条の違反行為をした者の処罰については，その者がその間に歯科診療の補助に関し同法第37条本文に規定する行為をした者である場合に限り，この法律の施行後も，なお従前の例による．ただし，同法第37条本文に規定する行為をするに際して主治の歯科医師又は医師の指示を受けたものであるとき，又は臨時応急の手当としてその行為をしたものであるときは，この限りでない．

4　前項の場合においては，その刑は，同項の規定にかかわらず，6箇月以下の懲役又は五千円以下の罰金とする．

　　　附　則（昭和42年8月1日法律第120号）抄
（施行期日）

1　この法律は，公布の日から施行する．

3　この法律の施行前にした行為に対する罰則の適用については，なお従前の例による．

　　　附　則（昭和44年6月25日法律第51号）

この法律は，公布の日から施行する．ただし，第1条中厚生省設置法第29条第1項の表薬剤師試験審議会の項を削る改正規定並びに第10条及び第11条の規定は昭和44年9月1日から，第1条中厚生省設置法第29条第1項の表栄養審議会の項の改正規定，同表中医師試験研修審議会の項を改める改正規定並びに同表歯科医師試験審議会，保健婦助産婦看護婦審議会及び理学療法士作業療法士審議会の項を削る改正規定並びに同法第36条の7第3号にただし書を加える改正規定及び同法第36条の8に1号を加える改正規定並びに第2条から第9条までの規定は昭和44年11月1日から施行する．

　　　附　則（昭和56年5月25日法律第51号）

この法律は，公布の日から施行する．

　　　附　則（昭和57年7月23日法律第69号）抄
（施行期日等）

1　この法律は，公布の日から施行する．

（経過措置）

9　この法律（附則第1項第4号及び第5号に掲げる規定については，当該各規定）の施行前にした行為並びに附則第3項第1号の規定により従前の例によることとされる届出に係るこの法律の施行後にした行為及び同項第2号の規定により従前の例によることとされるトランプ類税に係るこの法律の施行後にした行為に対する罰則の適用については，なお従前の例による．

附　則（平成元年6月28日法律第31号）抄
（施行期日）
第1条　この法律は，公布の日から起算して6月を超えない範囲内において政令で定める日から施行する．
（歯科衛生士免許等に関する暫定措置）
第2条　厚生大臣の告示する日までの間は，この法律による改正後の歯科衛生士法（以下「新法」という）による歯科衛生士免許及び歯科衛生士の業務の停止については，新法第2条第1項，第3条，第7条第2項並びに第8条第1項，第2項，第4項及び第6項中「厚生大臣」とあるのは「都道府県知事」と，新法第6条中「厚生省に歯科衛生士名簿」とあるのは「都道府県に歯科衛生士籍」と，新法第7条第1項及び第9条中「歯科衛生士名簿」とあるのは「歯科衛生士籍」とし，新法第8条の2から第8条の18までの規定は適用しない．
（歯科衛生士試験に関する暫定措置）
第3条　厚生大臣の告示する日までの間は，新法による歯科衛生士試験については，新法第11条及び第12条の2中「厚生大臣」とあるのは「都道府県知事」と，新法第11条の2第1項中「厚生大臣は，厚生省」とあるのは「都道府県知事は，都道府県」とし，新法第12条の3から第12条の8までの規定は適用しない．
（旧法の規定等により歯科衛生士免許を受けた者）
第4条　この法律による改正前の歯科衛生士法（以下「旧法」という）第3条の規定により歯科衛生士免許を受けた者は，この法律の施行の日（以下「施行日」という）において，附則第2条の規定により読み替えて適用する新法第3条の規定により歯科衛生士免許を受けた者とみなす．
2　附則第2条の規定により読み替えて適用する新法第3条の規定により歯科衛生士免許を受けた者は，附則第2条に規定する厚生大臣の告示する日（以下「告示日」という）の翌日において，新法第3条の規定により歯科衛生士免許を受けた者とみなす．
（旧法の規定等による歯科衛生士免許証）
第5条　旧法第7条第2項の規定により交付された歯科衛生士免許証は，施行日において，附則第2条の規定により読み替えて適用する新法第7条第2項の規定により交付された歯科衛生士免許証とみなす．
2　附則第2条の規定により読み替えて適用する新法第7条第2項の規定により交付された歯科衛生士免許証は，告示日の翌日において，新法第7条第2項の規定により交付された歯科衛生士免許証とみなす．
（旧法の規定等による歯科衛生士籍等）
第6条　施行日において，旧法第6条の規定による歯科衛生士籍は附則第2条の規定により読み替えて適用する新法第6条の規定による歯科衛生士籍とみなし，旧法第六条の規定による歯科衛生士籍への登録は附則第2条の規定により読み替えて適用する新法第6条の規定による歯科衛生士籍への登録とみなす．
2　告示日の翌日において，附則第2条の規定により読み替えて適用する新法第6条の規定による歯科衛生士籍は新法第6条の規定による歯科衛生士名簿とみなし，附則第2条の規定により読み替えて適用する新法第6条の規定による歯科衛生士籍への登録は新法第6条の規定による歯科衛生士名簿への登録とみなす．
3　都道府県知事は，告示日の翌日において，前項の歯科衛生士名簿を厚生大臣に引き継ぐものとする．

4　指定登録機関が歯科衛生士の登録の実施等に関する事務を行う場合における前項の規定の適用については，「厚生大臣」とあるのは「指定登録機関」とする．
（講習会）
第7条　歯科衛生士は，当分の間，厚生労働大臣の指定する講習会を受けるように努めるものとする．
（名称制限に関する経過措置）
第8条　この法律の施行の際現に歯科衛生士又はこれに紛らわしい名称を使用している者については，新法第13条の6の規定は，この法律の施行後6月間は，適用しない．
（旧法等による処分及び手続）
第9条　この附則に特別の規定があるものを除くほか，旧法の規定によってした処分，手続その他の行為は，施行日において，附則第2条又は第3条の規定により読み替えて適用する新法中にこれに相当する規定があるときは，附則第2条又は第3条の規定により読み替えて適用する新法によってしたものとみなす．
2　この附則に特別の規定があるものを除くほか，附則第2条又は第3条の規定により読み替えて適用する新法によってした処分，手続その他の行為は，告示日の翌日又は附則第3条に規定する厚生大臣の告示する日の翌日において，新法中にこれに相当する規定があるときは，新法によってしたものとみなす．
（罰則に関する経過措置）
第10条　この法律の施行前にした行為に対する罰則の適用については，なお従前の例による．
（経過措置の政令への委任）
第11条　この附則に規定するもののほか，この法律の施行に伴い必要な経過措置は，政令で定める．

附　則（平成5年11月12日法律第89号）抄
（施行期日）
第1条　この法律は，行政手続法（平成5年法律第88号）の施行の日から施行する．
（諮問等がされた不利益処分に関する経過措置）
第2条　この法律の施行前に法令に基づき審議会その他の合議制の機関に対し行政手続法第13条に規定する聴聞又は弁明の機会の付与の手続その他の意見陳述のための手続に相当する手続を執るべきことの諮問その他の求めがされた場合においては，当該諮問その他の求めに係る不利益処分の手続に関しては，この法律による改正後の関係法律の規定にかかわらず，なお従前の例による．
（罰則に関する経過措置）
第13条　この法律の施行前にした行為に対する罰則の適用については，なお従前の例による．
（聴聞に関する規定の整理に伴う経過措置）
第14条　この法律の施行前に法律の規定により行われた聴聞，聴問若しくは聴聞会（不利益処分に係るものを除く）又はこれらのための手続は，この法律による改正後の関係法律の相当規定により行われたものとみなす．
（政令への委任）
第15条　附則第2条から前条までに定めるもののほか，この法律の施行に関して必要な経過措置は，政令で定める．

附　則（平成7年5月12日法律第91号）抄
（施行期日）
第1条　この法律は，公布の日から起算して20日を経過した

日から施行する.

　　　附　則（平成 11 年 7 月 16 日法律第 87 号）抄
（施行期日）
第 1 条　この法律は，平成 12 年 4 月 1 日から施行する．ただし，次の各号に掲げる規定は，当該各号に定める日から施行する．
　　一　第 1 条中地方自治法第 250 条の次に 5 条，節名並びに二款及び款名を加える改正規定（同法第 250 条の 9 第 1 項に係る部分（両議院の同意を得ることに係る部分に限る）に限る），第 40 条中自然公園法附則第 9 項及び第 10 項の改正規定（同法附則第 10 項に係る部分に限る），第 244 条の規定（農業改良助長法第 14 条の 3 の改正規定に係る部分を除く）並びに第 472 条の規定（市町村の合併の特例に関する法律第 6 条，第 8 条及び第 17 条の改正規定に係る部分を除く）並びに附則第 7 条，第 10 条，第 12 条，第 59 条ただし書，第 60 条第 4 項及び第 5 項，第 73 条，第 77 条，第 157 条第 4 項から第 6 項まで，第 160 条，第 163 条，第 164 条並びに第 202 条の規定　公布の日
（従前の例による事務等に関する経過措置）
第 69 条　国民年金法等の一部を改正する法律（昭和 60 年法律第 34 号）附則第 32 条第 1 項，第 78 条第 1 項並びに第 87 条第 1 項及び第 13 項の規定によりなお従前の例によることとされた事項に係る都道府県知事の事務，権限又は職権（以下この条において「事務等」という）については，この法律による改正後の国民年金法，厚生年金保険法及び船員保険法又はこれらの法律に基づく命令の規定により当該事務等に相当する事務又は権限を行うこととされた厚生大臣若しくは社会保険庁長官又はこれらの者から委任を受けた地方社会保険事務局長若しくはその地方社会保険事務局長から委任を受けた社会保険事務所長の事務又は権限とする．
（新地方自治法第 156 条第 4 項の適用の特例）
第 70 条　第 166 条の規定による改正後の厚生省設置法第 14 条の地方社会保険事務局及び社会保険事務所であって，この法律の施行の際旧地方自治法附則第 8 条の事務を処理するための都道府県の機関（社会保険関係事務を取り扱うものに限る）の位置と同一の位置に設けられるもの（地方社会保険事務局にあっては，都道府県庁の置かれている市（特別区を含む）に設けられるものに限る）については，新地方自治法第 156 条第 4 項の規定は，適用しない．
（社会保険関係地方事務官に関する経過措置）
第 71 条　この法律の施行の際現に旧地方自治法附則第 8 条に規定する職員（厚生大臣又はその委任を受けた者により任命された者に限る．附則第 158 条において「社会保険関係地方事務官」という）である者は，別に辞令が発せられない限り，相当の地方社会保険事務局又は社会保険事務所の職員となるものとする．
（地方社会保険医療協議会に関する経過措置）
第 72 条　第 169 条の規定による改正前の社会保険医療協議会法の規定による地方社会保険医療協議会並びにその会長，委員及び専門委員は，相当の地方社会保険事務局の地方社会保険医療協議会並びにその会長，委員及び専門委員となり，同一性をもって存続するものとする．
（準備行為）
第 73 条　第 200 条の規定による改正後の国民年金法第 92 条の 3 第 1 項第 2 号の規定による指定及び同条第 2 項の規定による公示は，第 200 条の規定の施行前においても行うこと

ができる．
（厚生大臣に対する再審査請求に係る経過措置）
第 74 条　施行日前にされた行政庁の処分に係る第 149 条から第 151 条まで，第 157 条，第 158 条，第 165 条，第 168 条，第 170 条，第 172 条，第 173 条，第 175 条，第 176 条，第 183 条，第 188 条，第 195 条，第 201 条，第 208 条，第 214 条，第 219 条から第 221 条まで，第 229 条又は第 238 条の規定による改正前の児童福祉法第 59 条の 4 第 2 項，あん摩マッサージ指圧師，はり師，きゅう師等に関する法律第 12 条の 4，食品衛生法第 29 条の 4，旅館業法第 9 条の 3，公衆浴場法第 7 条の 3，医療法第 71 条の 3，身体障害者福祉法第 43 条の 2 第 2 項，精神保健及び精神障害者福祉に関する法律第 51 条の 12 第 2 項，クリーニング業法第 14 条の 2 第 2 項，狂犬病予防法第 25 条の 2，社会福祉事業法第 83 条の 2 第 2 項，結核予防法第 69 条，と畜場法第 20 条，歯科技工士法第 27 条の 2，臨床検査技師，衛生検査技師等に関する法律第 20 条の 8 の 2，知的障害者福祉法第 30 条第 2 項，老人福祉法第 34 条第 2 項，母子保健法第 26 条第 2 項，柔道整復師法第 23 条，建築物における衛生的環境の確保に関する法律第 14 条第 2 項，廃棄物の処理及び清掃に関する法律第 24 条，食鳥処理の事業の規制及び食鳥検査に関する法律第 41 条第 3 項又は感染症の予防及び感染症の患者に対する医療に関する法律第 65 条の規定に基づく再審査請求については，なお従前の例による．
（厚生大臣又は都道府県知事その他の地方公共団体の機関がした事業の停止命令その他の処分に関する経過措置）
第 75 条　この法律による改正前の児童福祉法第 46 条第 4 項若しくは第 59 条第 1 項若しくは第 3 項，あん摩マッサージ指圧師，はり師，きゅう師等に関する法律第 8 条第 1 項（同法第 12 条の 2 第 2 項において準用する場合を含む），食品衛生法第 22 条，医療法第 5 条第 2 項若しくは第 25 条第 1 項，毒物及び劇物取締法第 17 条第 1 項（同法第 22 条第 4 項及び第 5 項で準用する場合を含む），厚生年金保険法第 100 条第 1 項，水道法第 39 条第 1 項，国民年金法第 106 条第 1 項，薬事法第 69 条第 1 項若しくは第 72 条又は柔道整復師法第 18 条第 1 項の規定により厚生大臣又は都道府県知事その他の地方公共団体の機関がした事業の停止命令その他の処分は，それぞれ，この法律による改正後の児童福祉法第 46 条第 4 項若しくは第 59 条第 1 項若しくは第 3 項，あん摩マッサージ指圧師，はり師，きゅう師等に関する法律第 8 条第 1 項（同法第 12 条の 2 第 2 項において準用する場合を含む），食品衛生法第 22 条若しくは第 23 条，医療法第 5 条第 2 項若しくは第 25 条第 1 項，毒物及び劇物取締法第 17 条第 1 項若しくは第 2 項（同法第 22 条第 4 項及び第 5 項で準用する場合を含む），厚生年金保険法第 100 条第 1 項，水道法第 39 条第 1 項若しくは第 2 項，国民年金法第 106 条第 1 項，薬事法第 69 条第 1 項若しくは第 2 項若しくは第 72 条第 2 項又は柔道整復師法第 18 条第 1 項の規定により厚生大臣又は地方公共団体がした事業の停止命令その他の処分とみなす．
（国等の事務）
第 159 条　この法律による改正前のそれぞれの法律に規定するもののほか，この法律の施行前において，地方公共団体の機関が法律又はこれに基づく政令により管理し又は執行する国，他の地方公共団体その他公共団体の事務（附則第 161 条において「国等の事務」という）は，この法律の施行後は，地方公共団体が法律又はこれに基づく政令により当該地方公共団体の事務として処理するものとする．

（処分，申請等に関する経過措置）

第 160 条　この法律（附則第 1 条各号に掲げる規定について
は，当該各規定.以下この条及び附則第 163 条において同じ）
の施行前に改正前のそれぞれの法律の規定によりされた許可
等の処分その他の行為（以下この条において「処分等の行為」
という）又はこの法律の施行の際現に改正前のそれぞれの法
律の規定によりされている許可等の申請その他の行為（以下
この条において「申請等の行為」という）で，この法律の施
行の日においてこれらの行為に係る行政事務を行うべき者が
異なることとなるものは，附則第 2 条から前条までの規定又
は改正後のそれぞれの法律（これに基づく命令を含む）の経
過措置に関する規定に定めるものを除き，この法律の施行の
日以後における改正後のそれぞれの法律の適用については，
改正後のそれぞれの法律の相当規定によりされた処分等の行
為又は申請等の行為とみなす.

2　この法律の施行前に改正前のそれぞれの法律の規定により
国又は地方公共団体の機関に対し報告，届出，提出その他の
手続をしなければならない事項で，この法律の施行の日前に
その手続がされていないものについては，この法律及びこれ
に基づく政令に別段の定めがあるもののほか，これを，改正
後のそれぞれの法律の相当規定により国又は地方公共団体の
相当の機関に対して報告，届出，提出その他の手続をしなけ
ればならない事項についてその手続がされていないものとみ
なして，この法律による改正後のそれぞれの法律の規定を適
用する.

（不服申立てに関する経過措置）

第 161 条　施行日前にされた国等の事務に係る処分であって，
当該処分をした行政庁（以下この条において「処分庁」とい
う）に施行日前に行政不服審査法に規定する上級行政庁（以
下この条において「上級行政庁」という）があったものにつ
いての同法による不服申立てについては，施行日以後におい
ても，当該処分庁に引き続き上級行政庁があるものとみなし
て，行政不服審査法の規定を適用する.この場合において，
当該処分庁の上級行政庁とみなされる行政庁は，施行日前に
当該処分庁の上級行政庁であった行政庁とする.

2　前項の場合において，上級行政庁とみなされる行政庁が地方
公共団体の機関であるときは，当該機関が行政不服審査法の
規定により処理することとされる事務は，新地方自治法第 2
条第 9 項第 1 号に規定する第 1 号法定受託事務とする.

（手数料に関する経過措置）

第 162 条　施行日前においてこの法律による改正前のそれぞ
れの法律（これに基づく命令を含む）の規定により納付すべ
きであった手数料については，この法律及びこれに基づく政
令に別段の定めがあるもののほか，なお従前の例による.

（罰則に関する経過措置）

第 163 条　この法律の施行前にした行為に対する罰則の適用
については，なお従前の例による.

（その他の経過措置の政令への委任）

第 164 条　この附則に規定するもののほか，この法律の施行に
伴い必要な経過措置（罰則に関する経過措置を含む）は，政
令で定める.

2　附則第 18 条，第 51 条及び第 184 条の規定の適用に関して
必要な事項は，政令で定める.

（検討）

第 250 条　新地方自治法第 2 条第 9 項第 1 号に規定する第 1
号法定受託事務については，できる限り新たに設けることの
ないようにするとともに，新地方自治法別表第 1 に掲げるも

の及び新地方自治法に基づく政令に示すものについては，地
方分権を推進する観点から検討を加え，適宜，適切な見直し
を行うものとする.

第 251 条　政府は，地方公共団体が事務及び事業を自主的かつ
自立的に執行できるよう，国と地方公共団体との役割分担に
応じた地方税財源の充実確保の方途について，経済情勢の推
移等を勘案しつつ検討し，その結果に基づいて必要な措置を
講ずるものとする.

第 252 条　政府は，医療保険制度，年金制度等の改革に伴い，
社会保険の事務処理の体制，これに従事する職員の在り方等
について，被保険者等の利便性の確保，事務処理の効率化等
の視点に立って，検討し，必要があると認めるときは，その
結果に基づいて所要の措置を講ずるものとする.

　　　附　則（平成 11 年 12 月 22 日法律第 160 号）抄

（施行期日）

第 1 条　この法律（第 2 条及び第 3 条を除く）は，平成 13 年
1 月 6 日から施行する.

　　　附　則（平成 13 年 6 月 29 日法律第 87 号）抄

（施行期日）

第 1 条　この法律は，公布の日から起算して 1 月を超えない範
囲内において政令で定める日から施行する.

（検討）

第 2 条　政府は，この法律の施行後 5 年を目途として，この法
律による改正後のそれぞれの法律における障害者に係る欠格
事由の在り方について，当該欠格事由に関する規定の施行の
状況を勘案して検討を加え，その結果に基づいて必要な措置
を講ずるものとする.

（再免許に係る経過措置）

第 3 条　この法律による改正前のそれぞれの法律に規定する
免許の取消事由により免許を取り消された者に係る当該取消
事由がこの法律による改正後のそれぞれの法律により再免許
を与えることができる取消事由（以下この条において「再免
許が与えられる免許の取消事由」という）に相当するもので
あるときは，その者を再免許が与えられる免許の取消事由に
より免許が取り消された者とみなして，この法律による改正
後のそれぞれの法律の再免許に関する規定を適用する.

（罰則に係る経過措置）

第 4 条　この法律の施行前にした行為に対する罰則の適用に
ついては，なお従前の例による.

　　　附　則（平成 13 年 12 月 12 日法律第 153 号）抄

（施行期日）

第 1 条　この法律は，公布の日から起算して 6 月を超えない範
囲内において政令で定める日から施行する.

（処分，手続等に関する経過措置）

第 42 条　この法律の施行前に改正前のそれぞれの法律（これ
に基づく命令を含む.以下この条において同じ）の規定によっ
てした処分，手続その他の行為であって，改正後のそれぞれ
の法律の規定に相当の規定があるものは，この附則に別段の
定めがあるものを除き，改正後のそれぞれの法律の相当の規
定によってしたものとみなす.

（罰則に関する経過措置）

第 43 条　この法律の施行前にした行為及びこの附則の規定に
よりなお従前の例によることとされる場合におけるこの法律
の施行後にした行為に対する罰則の適用については，なお従

前の例による．

（経過措置の政令への委任）

第44条 この附則に規定するもののほか，この法律の施行に関し必要な経過措置は，政令で定める．

　　　附　則（平成14年2月8日法律第1号）抄

（施行期日）

第1条 この法律は，公布の日から施行する．

　　　附　則（平成18年6月2日法律第50号）抄

この法律は，一般社団・財団法人法の施行の日から施行する．

　　　附　則（平成21年4月22日法律第20号）抄

（施行期日）

第1条 この法律は，平成21年9月1日から施行する．

（歯科衛生士法の一部改正に伴う経過措置）

第3条 この法律の施行前に第3条の規定による改正前の歯科衛生士法の規定によりなされた歯科衛生士免許又は歯科衛生士試験は，それぞれ，同条の規定による改正後の同法の規定によりなされた歯科衛生士免許又は歯科衛生士国家試験とみなす．

（処分，手続等に関する経過措置）

第7条 附則第2条から前条までに規定するもののほか，この法律の施行前にこの法律による改正前のそれぞれの法律（これに基づく命令を含む）の規定によってした処分，手続その他の行為であって，この法律による改正後のそれぞれの法律（これに基づく命令を含む）中相当する規定があるものは，これらの規定によってした処分，手続その他の行為とみなす．

（罰則に関する経過措置）

第8条 この法律の施行前にした行為に対する罰則の適用については，なお従前の例による．

　　　附　則（平成23年6月24日法律第74号）抄

（施行期日）

第1条 この法律は，公布の日から起算して20日を経過した日から施行する．

　　　附　則（平成26年6月4日法律第51号）抄

（施行期日）

第1条 この法律は，平成27年4月1日から施行する．

（罰則に関する経過措置）

第8条 この法律の施行前にした行為に対する罰則の適用については，なお従前の例による．

（政令への委任）

第9条 附則第2条から前条までに規定するもののほか，この法律の施行に関し必要な経過措置（罰則に関する経過措置を含む）は，政令で定める．

　　　附　則（平成26年6月13日法律第69号）抄

（施行期日）

第1条 この法律は，行政不服審査法（平成26年法律第68号）の施行の日から施行する．

　　　附　則（平成26年6月25日法律第83号）抄

（施行期日）

第1条 この法律は，公布の日又は平成26年4月1日のいずれか遅い日から施行する．ただし，次の各号に掲げる規定は，当該各号に定める日から施行する．

　一　第12条中診療放射線技師法第26条第2項の改正規定

及び第24条の規定並びに次条並びに附則第7条，第13条ただし書，第18条，第20条第1項ただし書，第22条，第25条，第29条，第31条，第61条，第62条，第64条，第67条，第71条及び第72条の規定　公布の日

　三　第2条の規定，第4条の規定（第5号に掲げる改正規定を除く），第5条のうち，介護保険法の目次の改正規定，同法第7条第5項，第8条，第8条の2，第13条，第24条の2第5項，第32条第4項，第42条の2，第42条の3第2項，第53条，第54条第3項，第54条の2，第54条の3第2項，第58条第1項，第68条第5項，第69条の34，第69条の38第2項，第69条の39第2項，第78条の2，第78条の14第1項，第115条の12，第115条の22第1項及び第115条の45の改正規定，同法第115条の45の次に10条を加える改正規定，同法第115条の46及び第115条の47の改正規定，同法第6章中同法第115条の48を同法第115条の49とし，同法第115条の47の次に1条を加える改正規定，同法第117条，第118条，第122条の2，第123条第3項及び第124条第3項の改正規定，同法第124条の次に2条を加える改正規定，同法第126条第1項，第127条，第128条，第141条の見出し及び同条第1項，第148条第2項，第152条及び第153条並びに第176条の改正規定，同法第11章の章名の改正規定，同法第179条から第182条までの改正規定，同法第200条の次に1条を加える改正規定，同法第202条第1項，第203条及び第205条並びに附則第9条第1項ただし書の改正規定並びに同法附則に1条を加える改正規定，第7条の規定（次号に掲げる改正規定を除く），第9条及び第10条の規定，第12条の規定（第1号に掲げる改正規定を除く），第13条及び第14条の規定，第15条の規定（第6号に掲げる改正規定を除く），第16条の規定（第6号に掲げる改正規定を除く），第17条の規定，第18条の規定（第6号に掲げる改正規定を除く），第19条の規定並びに第21条中看護師等の人材確保の促進に関する法律第2条第2項の改正規定並びに附則第5条，第8条第2項及び第4項，第9条から第12条まで，第13条（ただし書を除く），第14条から第17条まで，第28条，第30条，第32条第1項，第33条から第39条まで，第44条，第46条並びに第48条の規定，附則第50条の規定（第6号に掲げる改正規定を除く），附則第51条の規定，附則第52条の規定（第6号に掲げる改正規定を除く），附則第54条，第57条及び第58条の規定，附則第59条中高齢者虐待の防止，高齢者の養護者に対する支援等に関する法律（平成17年法律第124号）第2条第5項第2号の改正規定（「同条第14項」を「同条第12項」に，「同条第18項」を「同条第16項」に改める部分に限る）並びに附則第65条，第66条及び第70条の規定　平成27年4月1日

（罰則の適用に関する経過措置）

第71条 この法律（附則第1条各号に掲げる規定にあっては，当該規定．以下この条において同じ）の施行前にした行為並びにこの附則の規定によりなお従前の例によることとされる場合におけるこの法律の施行後にした行為及びこの附則の規定によりなお効力を有することとされる場合におけるこの法律の施行後にした行為に対する罰則の適用については，なお従前の例による．

（政令への委任）

第72条 附則第3条から第41条まで及び前条に定めるもののほか，この法律の施行に伴い必要な経過措置は，政令で定める．

索引 *Index*

110

【著者略歴（執筆順）】

藤原　愛子
ふじはら　あいこ
1968 年　島根県歯科衛生士学院卒業
1972 年　女子栄養短期大学卒業
1972 年　島根県歯科衛生士学院専任講師
1981 年　島根県歯科技術専門学校歯科衛生士科
　　　　教務主任
2000 年　佛教大学教育学部卒業
2001 年　静岡県立大学短期大学部歯科衛生学科
　　　　教授
2004 年　放送大学文化科学研究科修了
2013 年　筑波大学人間総合科学研究科ヒューマ
　　　　ン・ケア専攻博士課程修了
2014 年　静岡県立大学名誉教授
2014 年　九州看護福祉大学看護福祉学部口腔保
　　　　健学科教授（～2017 年）

中野恵美子
なかの　えみこ
1986 年　東京医科歯科大学歯学部附属歯科衛生
　　　　士学校卒業
2004 年　早稲田大学大学院社会科学研究科修士
　　　　課程修了
2006 年　静岡県立大学短期大学部歯科衛生学科
　　　　講師
2018 年　新潟大学大学院医歯学総合研究科博士
　　　　課程修了
2019 年　目白大学短期大学部歯科衛生学科教授

松田　裕子
まつだ　ひろこ
1970 年　鶴見女子大学短期大学（現鶴見大学短期
　　　　大学部）卒業
1984 年　鶴見大学女子短期大学部（現鶴見大学短
　　　　期大学部）助教授
2000 年　日本女子大学家政学部卒業
2004 年　鶴見大学短期大学部歯科衛生科教授
2017 年　鶴見大学名誉教授

小原　由紀
おはら　ゆき
1998 年　東京医科歯科大学歯学部歯科衛生士学
　　　　校卒業
2008 年　東京医科歯科大学歯学部口腔保健学科
　　　　卒業
2009 年　東京医科歯科大学歯学部口腔保健学科
　　　　特任助教
2010 年　首都大学東京大学院人間健康科学研究
　　　　科博士課程前期修了
2011 年　東京医科歯科大学歯学部口腔保健学科
　　　　口腔保健衛生学専攻非常勤講師
2014 年　東京医科歯科大学大学院医歯学総合研
　　　　究科博士課程修了
2014 年　東京医科歯科大学大学院医歯学総合研
　　　　究科口腔健康教育学分野講師
2019 年　東京都健康長寿医療センター

遠藤　圭子
えんどう　けいこ
1972 年　東京医科歯科大学歯学部附属歯科衛生
　　　　士学校卒業
2004 年　東京医科歯科大学歯学部口腔保健学科
　　　　講師
2006 年　東京医科歯科大学歯学部口腔保健学科
　　　　准教授
2012 年　東京医科歯科大学大学院医歯学総合研
　　　　究科口腔疾患予防学分野准教授
2014 年　東京医科歯科大学大学院医歯学総合研
　　　　究科口腔健康教育学分野准教授
2017 年　東京医科歯科大学非常勤講師（～2022 年）

山崎　忍
やまざき　しのぶ
1994 年　鶴見大学女子短期大学部（現鶴見大学短
　　　　期大学部）歯科衛生科卒業
1994 年　東邦大学医学部付属大森病院（現東邦大
　　　　学医療センター大森病院）勤務
1996 年　菅井歯科クリニック勤務
1997 年　みきデンタルクリニック，安田歯科医院
　　　　非常勤
1999 年　鶴見大学短期大学部歯科衛生科
2004 年　放送大学教養学部卒業

船奥　律子
ふなおく　りつこ
1981 年　四国歯科衛生士学院卒業
1989 年　四国歯科衛生士学院専門学校教務主任
2007 年　日本福祉大学福祉経営学部・福祉マネ
　　　　ジメント学科卒業
2022 年　四国歯科衛生士学院専門学校校長

白鳥たかみ
しらとり　たかみ
1983 年　東京歯科大学歯科衛生士専門学校卒業
1993 年　東京歯科大学歯科衛生士専門学校教務
　　　　主任
2017 年　東京歯科大学短期大学講師（～2022 年）

合場千佳子
あいば　ちかこ
1980 年　日本歯科大学附属歯科専門学校卒業
1997 年　明星大学人文学部卒業
2006 年　立教大学異文化コミュニケーション研
　　　　究科修士課程修了
2011 年　愛知学院大学大学院歯学研究科博士課
　　　　程修了（歯学博士）
2012 年　日本歯科大学東京短期大学教授

山田小枝子
やまだ　さえこ
1982 年　岐阜歯科大学附属歯科衛生士専門学校
　　　　（現朝日大学歯科衛生士専門学校）卒業
1995 年　朝日大学歯科衛生士専門学校教務主任
2007 年　中部学院大学人間福祉学部卒業
2018 年　朝日大学歯科衛生士専門学校副校長

高阪　利美
<ruby>こうさか<rt></rt></ruby> <ruby>としみ<rt></rt></ruby>

1974 年　愛知学院大学歯科衛生士学院卒業
1982 年　愛知学院短期大学卒業
1993 年　愛知学院大学歯科衛生専門学校教務主任
2004 年　佛教大学社会福祉学科卒業
2006 年　愛知学院大学短期大学部歯科衛生学科
　　　　准教授
2012 年　愛知学院大学短期大学部歯科衛生学科
　　　　教授
2021 年　愛知学院大学特任教授
　　　　愛知学院大学短期大学歯科衛生士リカ
　　　　レント研修センター副センター長

【編者略歴（五十音順)】

合場千佳子
<ruby>あいば<rt></rt></ruby> <ruby>ち<rt></rt></ruby> <ruby>か<rt></rt></ruby> <ruby>こ<rt></rt></ruby>

1980 年　日本歯科大学附属歯科専門学校卒業
1997 年　明星大学人文学部卒業
2006 年　立教大学異文化コミュニケーション研
　　　　究科修士課程修了
2011 年　愛知学院大学大学院歯学研究科博士課
　　　　程修了（歯学博士）
2012 年　日本歯科大学東京短期大学教授

遠藤　圭子
<ruby>えんどう<rt></rt></ruby> <ruby>けいこ<rt></rt></ruby>

1972 年　東京医科歯科大学歯学部附属歯科衛生
　　　　士学校卒業
2004 年　東京医科歯科大学歯学部口腔保健学科
　　　　講師
2006 年　東京医科歯科大学歯学部口腔保健学科
　　　　准教授
2012 年　東京医科歯科大学大学院医歯学総合研
　　　　究科口腔疾患予防学分野准教授
2014 年　東京医科歯科大学大学院医歯学総合研
　　　　究科口腔健康教育学分野准教授
2017 年　東京医科歯科大学非常勤講師(〜2022 年)

高阪　利美
<ruby>こうさか<rt></rt></ruby> <ruby>としみ<rt></rt></ruby>

1974 年　愛知学院大学歯科衛生士学院卒業
1982 年　愛知学院短期大学卒業
1993 年　愛知学院大学歯科衛生専門学校教務主任
2004 年　佛教大学社会福祉学科卒業
2006 年　愛知学院大学短期大学部歯科衛生学科
　　　　准教授
2012 年　愛知学院大学短期大学部歯科衛生学科
　　　　教授
2021 年　愛知学院大学特任教授
　　　　愛知学院大学短期大学歯科衛生士リカ
　　　　レント研修センター副センター長

白鳥たかみ
<ruby>しらとり<rt></rt></ruby>

1983 年　東京歯科大学歯科衛生士専門学校卒業
1993 年　東京歯科大学歯科衛生士専門学校教務
　　　　主任
2017 年　東京歯科大学短期大学講師（〜2022 年)

田村　清美
<ruby>たむら<rt></rt></ruby> <ruby>きよみ<rt></rt></ruby>

1978 年　名古屋デンタル学院（現専門学校名古屋
　　　　デンタル衛生士学院）卒業
1991 年　名古屋歯科衛生士専門学校（現名古屋歯
　　　　科医師会附属歯科衛生士専門学校）教務
　　　　主任
2001 年　佛教大学社会学部社会福祉学科卒業
2019 年　名古屋医健スポーツ専門学校歯科衛生
　　　　科学科長

畠中　能子
<ruby>はたなか<rt></rt></ruby> <ruby>よしこ<rt></rt></ruby>

1981 年　大阪府公衆衛生専門学校歯科衛生科卒業
1986 年　大阪府立公衆衛生専門学校講師
2003 年　関西女子短期大学助教授
　　　　薬学博士
2010 年　関西女子短期大学歯科衛生学科教授

藤原　愛子
<ruby>ふじはら<rt></rt></ruby> <ruby>あいこ<rt></rt></ruby>

1968 年　島根県歯科衛生士学院卒業
1972 年　女子栄養短期大学卒業
1972 年　島根県歯科衛生士学院専任講師
1981 年　島根県歯科技術専門学校歯科衛生士科
　　　　教務主任
2000 年　佛教大学教育学部卒業
2001 年　静岡県立大学短期大学部歯科衛生学科
　　　　教授
2004 年　放送大学文化科学研究科修了
2013 年　筑波大学人間総合科学研究科ヒューマ
　　　　ン・ケア専攻博士課程修了
2014 年　静岡県立大学名誉教授
2014 年　九州看護福祉大学看護福祉学部口腔保
　　　　健学科教授（〜2017 年)

松井　恭平
1973 年　東京歯科大学卒業
1990 年　千葉県立衛生短期大学教授
2009 年　千葉県立保健医療大学教授（〜2013 年）
2019 年　千葉県立保健医療大学名誉教授

松田　裕子
1970 年　鶴見女子大学短期大学（現鶴見大学短期
　　　　　大学部）卒業
1984 年　鶴見大学女子短期大学部（現鶴見大学短
　　　　　期大学部）助教授
2000 年　日本女子大学家政学部卒業
2004 年　鶴見大学短期大学部歯科衛生科教授
2017 年　鶴見大学名誉教授

山田小枝子
1982 年　岐阜歯科大学附属歯科衛生士専門学校
　　　　　（現朝日大学歯科衛生士専門学校）卒業
1995 年　朝日大学歯科衛生士専門学校教務主任
2007 年　中部学院大学人間福祉学部卒業
2018 年　朝日大学歯科衛生士専門学校副校長

※本書は『最新歯科衛生士教本』の内容を引き継ぎ，必要な箇所の見直しを行ったものです．

歯科衛生学シリーズ
歯科衛生学総論　　　　　　　　　　　　　　ISBN978-4-263-42608-1

2023 年 1 月 20 日　第 1 版第 1 刷発行
2024 年 1 月 20 日　第 1 版第 2 刷発行

監　修　一般社団法人
　　　　全国歯科衛生士
　　　　教 育 協 議 会
著　者　遠藤圭子ほか
発行者　白　石　泰　夫

発行所　医歯薬出版株式会社
〒113-8612 東京都文京区本駒込 1-7-10
TEL．（03）5395-7638（編集）・7630（販売）
FAX．（03）5395-7639（編集）・7633（販売）
https://www.ishiyaku.co.jp/
郵便振替番号 00190-5-13816

乱丁，落丁の際はお取り替えいたします　　　　　印刷・三報社印刷／製本・榎本製本
© Ishiyaku Publishers, Inc., 2023. Printed in Japan